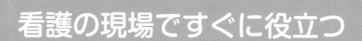

看護の現場ですぐに役立つ

# くすりの基本

## 第2版

看護師さんなら知っておきたい薬の知識！

中尾 隆明 著

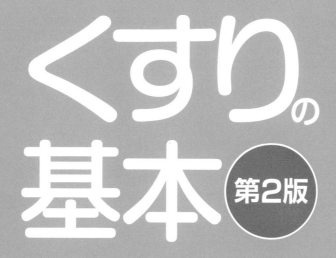

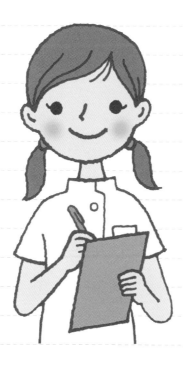

秀和システム

# はじめに

　「重要なのはわかっているけど、薬って難しい」「薬の名前を覚えるのは大変」といった声をよく耳にします。多くの看護学生にとって、薬理学などの「薬の講義」は、わかりづらく苦しい時間だったのではないでしょうか。

　そして、新人ナース（職歴数年程度まで）は、多忙な職場ゆえ、わからないことがあっても先輩ナースに聞くこともままならず、これまで学んだ知識が正しいのか不安を抱えています。ときには習ってもいないようなことをあたりまえのように指示され、処置にとまどうこともあるといいます。

　現代医学の主流は、薬を使った治療、すなわち薬物療法であり、約1万4000品目の医薬品が「病気の診断・治療・予防」の目的で使用されています。

　看護師は、与薬の実践者として患者に直接薬を与え、その効果や副作用を最も間近で観察します。人の命をあずかる責任のある職種だからこそ、薬の知識が「安心・安全な看護の提供」のために必要不可欠です。

　本書は、看護の現場における必須の医薬品の基礎知識を的確に身につけるための、簡潔で実用性の高い内容としました。専門に特化した内容ではありませんが、薬の基本を学ぶことで、薬への興味関心や臨床現場における学びの促進につながるはずです。

　そして、薬という共通言語を活用し、医療従事者との連携や患者QOLの向上の一助となることを願っています。

2021年7月　中尾　隆明

看護の現場ですぐに役立つ
# くすりの基本 [第2版]

## contents

## chapter 1 なぜ薬を知るべきなのか

## chapter 2 薬の基礎知識

chapter
## 3　基本的な薬を理解する

chapter
## 4　注意すべきハイリスク薬

## chapter 5 高齢者の適切な薬物療法

## chapter 6 入退院時に必要な薬への対応

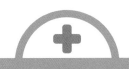

# 本書の特長

薬と聞くだけで、難しく厄介なものだというイメージがあると思います。そこで、本書は「楽しく薬を理解する」ことをコンセプトに書いてみました。薬について一度理解できれば、その知識を忘れることはありません。

### 役立つポイント1 見出しを見ただけでイメージがつかめる

薬について調べようと思っても、堅い文章や難しい略語などが多すぎて、「……で、結局、何を勉強したらいいの？」と思ったことはありませんか？
そこで本書では、とにかく、知りたいことがすぐイメージできるように見出しを工夫しました。

### 役立つポイント2 薬への苦手意識を自信に変える

現場ですぐに使えるポイント、実践の基礎となるポイント、間違いやすい薬の特徴、薬の詳しい作用機序などを、薬剤師の立場からまとめています。実際の現場で必要なポイントがパッと見てわかるため、苦手分野を発見しやすく、読み込むことで理解や自信につながるはずです。

### 役立つポイント3 ちょっと豆知識

本書では、補足説明や、痒いところに手が届くちょっとしたアドバイスを随所に設けています。併せて読んでいただくことで、楽しく読み進められ、より理解が深まるようになっています。

**役立つ ポイント4** **根拠がわかる**

たんに「覚える知識」ではなく、「なんでこの知識が必要なの？」という理由や根拠も説明しました。そのため、無駄なく的確な薬の知識が得られ、さらに後輩の育成にも対応できるようになります。

**役立つ ポイント5** **場面や診療科ごとの使用例**

臨床の場で遭遇する様々な場面を想定してあります。すぐに現場で役立ちます。

以上、薬を学ぶ上で必要な知識を無駄なく凝縮しています。本書の知識があれば、より速く成長し活躍することができます。看護師になり立ての方だけでなく、中堅、ベテランまで多くの方に参考にしていただければ幸いです。

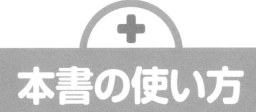

# 本書の使い方

本書は第1章から第6章までで構成されています。

薬の基本的な知識から、場面ごとの使用例、さらに、医療事故を未然に防ぐために必要となる主な副作用の情報や注意点まで網羅されています。

基本から学びたい人は最初から、ある項目の知識だけ知りたい方は途中から、というように読む人に合わせてどこから読んでも知りたい情報が得られるようになっています。それぞれの項目でポイントを絞って解説してありますので、好きなところから読んでもらってかまいません。

実践ですぐ役立つように、代表的な医薬品の名称を、商品名とともに記載しています。

# この本の登場人物

本書の内容をより的確に理解していただくために薬剤師、
ベテランナース、先輩ナースからアドバイスやポイントの説明をしています。
また、新人ナースや患者さんも登場します。

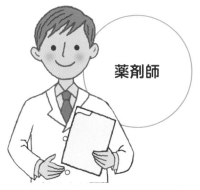

病院の勤務歴8年。患者への思いと薬学的知見
には定評があります。

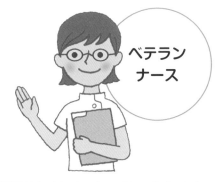

看護師歴12年。優しさの中にも厳しい指導を信念
としています。

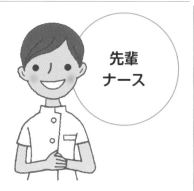

看護師歴5年。新人ナースの指導役でもあります。

看護師歴1年。看護師として知っておきたい薬の
知識を勉強しています。

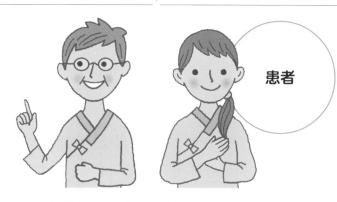

患者さんからの気持ちなどを語っていただきます。

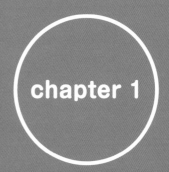

chapter 1

# なぜ薬を
# 知るべきなのか

・・・・・・・・・・・・・・・・・・・・・・・・・・・・・・・・・・・・・・・・・・・・・

薬の知識は、患者の安心・安全・信頼につながるだけでなく、

医療訴訟から身を守るためにも重要です。

# 医薬品とは

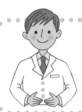

医薬品といっても、内用薬や外用薬、注射薬などの種類があり、薬価基準には約1万4000品目の医薬品が収載されています。まずは、医薬品とは何か、どのようなものであるのかについて理解しましょう。

##  医薬品の位置づけ

人の健康に影響を与えるものとして、医薬品、医薬部外品、化粧品、漢方薬、健康食品、サプリメントなどが思い浮かびます。

その中でも、医薬品、医薬部外品、化粧品は「化学物質の集合体」であり、どれも**薬機法**（医薬品、医療機器等の品質、有効性および安全性の確保等に関する法律）において明確な定義があります。

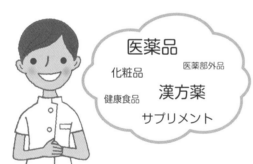

### 化学物質の集合体

- 医薬品
- 医薬部外品
- 化粧品

法律（薬機法）できちんと定義されている

##  医薬品の法的な定義

医薬品は、薬機法の第2条において、次のように定義されています。

(1) 日本薬局方に収められているもの
(2) 人または動物の疾病の診断、治療または予防に使用されることが目的とされているものであって、機械器具等でないもの（医薬部外品および再生医療等製品を除く）

(3) 人または動物の身体の構造または機能に影響を及ぼすことが目的とされているものであって、機械器具等でないもの（医薬部外品、化粧品および再生医療等製品を除く）

つまり、医薬品とは病気の診断・治療・予防に使用される、機械・器具以外のものを指します。

# 医薬品の種類

医薬品には、医師が処方する**医療用医薬品**、薬局などで購入できる**一般用医薬品**（OTC＊医薬品）があります。看護師等の医療従事者は、一般的に医療用医薬品を使用します。医療用医薬品は、一般用医薬品に比べ効果が高く、取り扱いに注意が必要です。

▼医療用医薬品と一般用医薬品の比較

| 項目 | 医療用医薬品 | 一般用医薬品 |
|---|---|---|
| 定義 | 医師（歯科医師）によって使用されることを目的として供給される医薬品。または、医師の処方せんや指示によって使用されることを目的として供給される医薬品。 | 医療用医薬品として取り扱われる医薬品以外の医薬品。すなわち、一般の人が薬局等で購入し、自らの判断で使用する医薬品。通常、安全性が確保できる成分の配合によるものが多い。 |
| 承認審査上の違い | 医師等の管理が必要な疾病の治療・予防に使用されることを前提に、有効性および安全性を比較考量して審査される。 | 一般の人が直接薬局等で購入し、自らの判断で使用することを前提に、有効性に加え、特に安全性の確保を重視して審査される。 |
| 効能・効果 | 医師の診断・治療による疾患名（例：胃潰瘍、十二指腸潰瘍、胃炎、Zollinger-Ellison症候群） | 一般の人が自ら判断できる症状（例：胃痛、胸やけ、もたれ、むかつき） |
| 用法・用量、剤形 | 医師が自らまたはその指導監督下で使用するものであって、用法や剤形に特に制限はない。 | 一般の人が自らの判断で適用できるよう、<br>・一般の人が使いやすい剤形（注射剤等は適当ではない）<br>・用量は、通常、医療用の範囲内としている。 |
| 使用上の注意 | 医師、看護師、薬剤師等の医療関係者にとって見やすくわかりやすいもの。 | 一般の人に理解しやすいもの。症状の改善がみられない場合には、服用を中止し、医師、歯科医師または薬剤師に相談することを記載。 |

参考資料：第5回厚生科学審議会医薬品販売制度改正検討部会（2004年9月6日）資料3

医療用医薬品は、健康食品や化粧品、医薬部外品、一般用医薬品などよりもずっと大きな影響力を持っています。

普段、私たちが使用する薬は、医療用医薬品です。人の命をあずかる看護師にとって、「医薬品を慎重に扱う」ことは「患者の命を守る」ことでもあります。

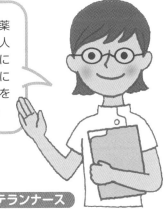

ベテランナース

＊OTC　Over The Counterの略。一般用薬品、大衆薬、市販薬ともいう。

11

# 医薬品の役割と説明方法

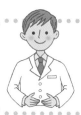

一般の患者さんは、「医薬品を使えば病気が治る」と勘違いしているケースが多くあります。看護師は患者に近い存在であり、頻繁に「医薬品の説明」を求められます。ここでは、その際に必要な知識について理解しましょう。

## 医薬品の役割

医薬品の役割は、病気の診断・治療・予防です。その中でも、治療や予防に対して多くの医薬品が使用されていますが、病気を完全に治せる医薬品はほとんどありません。

例えば、糖尿病の薬は、血糖値をコントロールすることで、合併症を予防し、悪化させないために使われます。しかし、薬で下げられる血糖値には限界があるため、食事の管理や運動をしなければ、糖尿病をうまく治療することはできません。

そして患者は、血糖値を下げること、検査値がよくなることを気にしすぎるあまり、合併症の予防という本質を見失うことがよくあります。ですので、薬の役割とは何か、患者が取り組むべきことは何かなどを説明し、正しい方向へ導く必要があります。

このように、多くの医薬品の役割は、治療のサポートを行うことです。ただ、そのことを理解できている患者はそう多くありません。より良い治療につなげるためには、医薬品の役割を正しく理解してもらうことが大切です。

( 診断 )　( 治療 )　( 予防 )

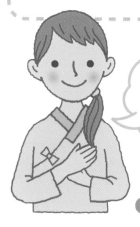

糖尿病の薬は飲んでいるのに、検査結果が悪かったの…。

糖尿病の薬の役割は、血糖値をコントロールし合併症を予防することです。薬の治療に加えて、食事の管理や運動もがんばりましょうね！

患者さん　　新人ナース

## 医薬品の役割を説明する

患者から「この薬を飲めば、糖尿病が治るの?」と聞かれたとします。しかし、糖尿病を治す薬はありません。でもここで、「これは糖尿病を治す薬ではなく、この薬を飲んでも治ることはありません。」と答えてはいけません。

このように答えると、患者は「治らないなら飲まない」という判断をしてしまい、糖尿病がどんどん悪化していきます。このような事例は意外と多く、医薬品の説明には細心の注意が必要です。薬は治療をサポートするものですが、使わなければ危険な場合も多くあります。

ポイントは、患者が薬と病気について理解し、積極的に治療に参加するように促すことです。

「この薬は、○○(患者)さんにとって、非常に大切な薬です。続けて飲むことで、糖尿病の合併症を予防することができます。しかし、薬を飲んでおけば、一生安心というわけではありません。糖尿病を悪化させないために、食事の管理や運動もぜひ行いましょう」

——と伝え、食事や運動についての詳細を説明し、最後に「私たちがついているので安心してください」と付け加えましょう。

このように話すことで、患者は薬の役割を理解し、治療を継続して行うことができます。上記の文言は一例ですので、どのように説明するか、ご自身で考えてみてください。

自尊感情＊などの患者心理を理解し、医薬品の説明を行いましょう。責任感とホスピタリティ(心からのおもてなし)が、患者をより良い医療へ導きます。

このとき、見た目の清潔感、挨拶の実施、話をするときの表情、スピード、トーン、患者に共感することが大切です。

| 清潔 | 挨拶 | 表情 |
|---|---|---|
| スピード | トーン | 共感 |

→ 患者心理

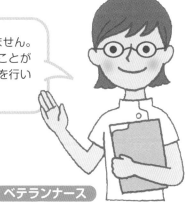

患者は薬に対して不安を持っており、飲みたくありません。しかし、看護師の説明によってその不安を解消することができます。薬の知識を増やして、より安心できる説明を行いましょう。

ベテランナース

＊**自尊感情**　自分には尊敬される価値があると強く思う感情のこと。

# 薬の知識と医療事故

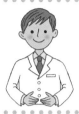

毎年約1000件、医療に関する訴訟が起こっています。看護師は24時間365日看護業務を行っており、その中で医療事故を未然に防ぐ役割も担っています。看護師が薬の知識を身につけることは、多くの医療事故を未然に防ぎ、医療訴訟から身を守ることにつながります。

##  医療事故とは

一般的に、医療の現場で起こる人身事故をすべて**医療事故**といいます。患者が階段で転ぶなど、医療行為と直接関係しないことも含まれます。患者に薬を飲んでもらえず、病気が悪化した場合なども医療事故として考えられます。

## 看護師の責任と医療訴訟

看護師が負う法的な責任は、民事責任、刑事責任、行政責任の3つです。

### 民事責任

医療事故などで患者が損害を受けた場合、その損害に対して補償（金銭の支払い）をしなければならない責任です。被害者（患者）と看護師の間で発生します。

### 刑事責任

業務に必要な注意を怠り、患者を傷害または死に至らしめた場合に生じ、懲役や罰金などが科される責任です。国家（警察など）と看護師の間で発生します。

### 行政責任

看護師免許を与えられた者が、不適切な行為を行った場合に生じ、免許の取り消しや業務停止などが行われる責任です。厚生労働大臣と看護師の間で発生します。

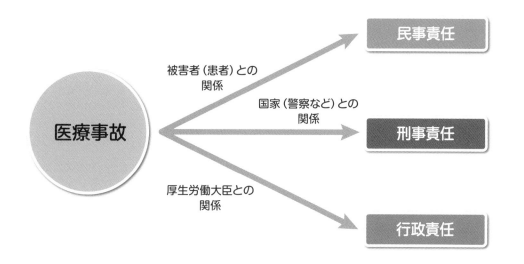

## 薬と医療事故

　**与薬** *に関する事故は、医療事故の中でも頻度が高く、患者、薬、目的、用量、用法（経路）、投与時間の間違いが数多くあります。与薬時の医療事故を防ぐために、「誤薬防止のための6R」が推奨されています。

　看護師は、様々な医療行為の「最終行為者」です。他の職種のミスを発見することはあっても、ミスを発見されることはほとんどありません。与薬時に薬を取り間違えないことは当然かもしれませんが、薬の知識があれば医療事故を防ぐことができます。つまり、他の職種のミスを発見することができるのです。

▼誤薬防止のための6R

| Right Patient | 正しい患者 |
|---|---|
| Right Drug | 正しい薬 |
| Right Purpose | 正しい目的 |
| Right Dose | 正しい用量 |
| Right Route | 正しい用法（経路） |
| Right Time | 正しい投与時間 |

指示も処方も医師が行うけれど、最終投与者は看護師だから、責任は私たち（看護師）にあります。ミスの存在に気づけるようになりましょう！

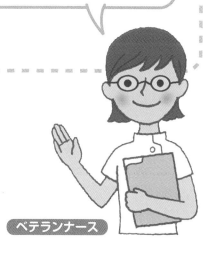

ベテランナース

＊**与薬**　患者に薬を与えること。**投薬**とほぼ同じだが、「6R」を意識して行う。

ちょっと
豆知識

# 実際に起こった医療事故の例

　医療事故の事例について、「公益財団法人 日本医療機能評価機構で報告されている情報」をもとに紹介します。

・カルテには禁忌薬として書かれていたが、医師が見逃して処方、看護師が気づかず与薬した。
・患者の氏名がわからなくなり、違う患者に内服薬を渡してしまった。
・薬剤部から払い出された薬が別物だったが、気づかず与薬してしまった。
・輸液ポンプ等の流量を設定する際、流量に予定量を入力したため、薬剤を過剰に投与した。
・薬剤を内服する際に、PTPシートから出すことなく服用した。事例の多くは、医療者がPTPシートを1錠に切り離して患者に渡したことが原因。

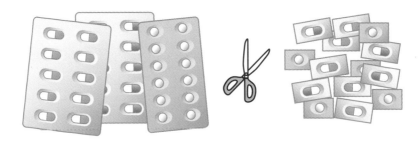

・手術時、アドレナリン希釈液を皮下注射する際、医師が意図したアドレナリン希釈液の濃度と、看護師が準備したアドレナリン希釈液の濃度が違っていた。
・カテーテル、チューブの三方活栓の開放や閉鎖を忘れたため、予定した流路になっていなかった。
・添付文書上に記載された用法とは違う経路で薬剤を投与した（下表の事例）。

| 製品名 | 添付文書上の用法 | 実施した投与方法 | 背景 |
|---|---|---|---|
| リスパダール内用液 | 経口投与 | 皮下注射 | 注射器に準備した。 |
| ケイツーシロップ | 経口投与 | 静脈注射 | 注射器に準備した。 |
| メプチン吸入液ユニット | 吸入 | 点眼 | 容器の形から点眼薬だと思った。 |
| トロンビン液ソフトボトル | 局所に噴霧、灌注、撒布または経口投与 | 静脈注射 | ボトルの「禁注射」の記載を、注射器に吸い取ることが「禁」と解釈した。 |

出典：公益財団法人日本医療機能評価機構
医療事故情報収集等事業 医療安全情報No.101、2015年4月

chapter 2

# 薬の基礎知識

薬の作用の仕組みや制度など、
薬の基礎知識がしっかり身につくことで、
日常の業務スピードが格段にアップします。

# 薬と受容体

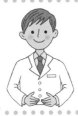

薬も、アドレナリンなどの神経伝達物質と同様に、受容体に作用することで、身体に変化をもたらします。血圧や血糖値の変化は、身体のあちこちに存在する受容体が関係しています。薬が身体に影響を与えるイメージをつかみましょう。

## 受容体とは

受容体はタンパク質であり、主に細胞膜上に存在します。薬や神経伝達物質、ホルモンなどが結合することで、細胞内に向けて新しい情報を伝達します。

このように、受容体と結合し細胞内に情報を送り込むことができるものを**アゴニスト**と呼びます。反対に、アゴニストが受容体に結合することを邪魔し、情報を伝達させないようにするものを**アンタゴニスト**と呼びます。

## アゴニストとは

受容体へ結合し、身体に影響を与える物質であり、**作動薬**とも呼びます。例えば、鼻に存在するH1受容体に、アゴニストであるヒスタミンが結合すると、鼻水やくしゃみなどのアレルギー症状が起こります。

鍵と鍵穴の関係のように受容体へ結合し、身体に様々な影響を与えます。

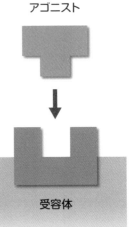

アゴニスト

細胞膜

受容体

## アンタゴニストとは

アゴニストが受容体に結合するのを邪魔する物質であり、**拮抗薬（ブロッカー）**、**阻害薬**、**遮断薬**などと呼ばれます。例えば、抗ヒスタミン薬は、ヒスタミンが鼻に存在するH1受容体に結合するのを邪魔し、鼻水やくしゃみを抑えます。

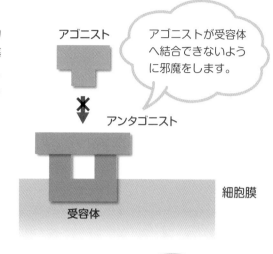

アゴニストが受容体へ結合できないように邪魔をします。

## パーシャルアゴニストとは

アゴニストほど強くなく、部分的に弱く作用する物質であり、**部分作動薬**とも呼ばれます。受容体に結合したときに、他の物質の結合を邪魔するなど、結果としてアンタゴニストとして働くこともあります。

例えば、弱オピオイドとして使用されるブプレノルフィンは、μオピオイド受容体にパーシャルアゴニストとして作用します。強オピオイドのモルヒネはμオピオイド受容体にアゴニストとして作用します。ここでモルヒネとブプレノルフィンを一緒に投与すると、ブプレノルフィンがモルヒネの作用を邪魔し、モルヒネの鎮痛作用を弱めてしまう可能性があります。

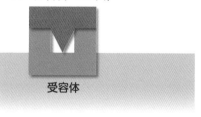

受容体に結合して、弱いアゴニストとして働きます。さらに、受容体にフタをして、他の物質の結合を妨げます。

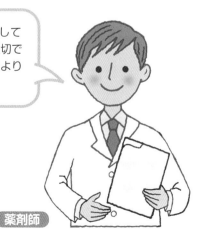

薬が身体の中でどのように作用しているのか、イメージすることが大切です。そうすることで、様々な薬をより早く覚えることができます。

薬剤師

# 薬物動態
## （吸収、分布、代謝、排泄）

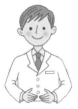

投与された薬は、身体の中でどのように効果を発揮し、消えていくのでしょうか。この一連の流れを知ることで、薬が効いてくるまでの時間や、効果がなくなるまでの時間をイメージできるようになります。薬物動態への理解は、薬の効果や副作用を考える上でとても大切です。

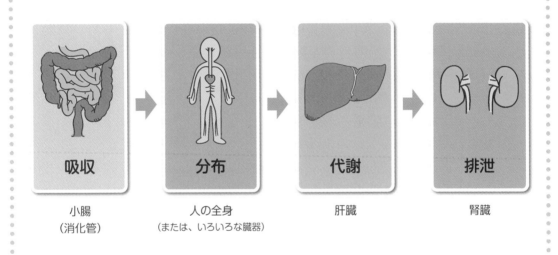

薬は身体の中でどう動く？

| 吸収 | 分布 | 代謝 | 排泄 |
|---|---|---|---|
| 小腸<br>（消化管） | 人の全身<br>（または、いろいろな臓器） | 肝臓 | 腎臓 |

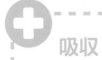

## 吸収

錠剤やカプセル剤などの内服薬は、飲み込まれたあと、胃や小腸から体内へ吸収されます。胃や小腸から吸収された薬は、まず肝臓へ移動して代謝を受けます。このように、吸収された薬が最初に肝臓を通り、代謝を受けることを**初回通過効果**といいます。

薬は全身のあらゆる部位から吸収できます。舌下錠は口腔粘膜から、坐薬は直腸粘膜から、ほかにも鼻腔・直腸・皮膚・肺を通って吸収されるものもあります。静脈注射は、薬を直接体内に入れ込むため、この吸収の過程を飛ばした行為です。

## 分布

　吸収された薬は、血流によって全身へと運ばれていきます。この過程を**分布**と呼びます。薬は、目的とする場所（臓器など）に分布されなければ意味がありません。つまり、心臓の薬は心臓に、抗うつ薬は脳に届かなければ効果を期待できません。

　一般的に、血液がよく流れている心臓や腎臓、肝臓に分布しやすく、筋肉や脂肪には分布しづらいという特徴があります。

## 代謝

　薬は身体にとって異物です。この異物を他の物質に変換し、身体の外へ追い出すために**代謝**が行われます。この過程において、酵素（主にシトクロムP450＊）が働きます。代謝が行われると、多くの物質（薬など）は、その効力を失います。

　しかし中には、代謝を受けることで、効力を発揮するように変化する薬もあります。このような薬を**プロドラッグ**と呼びます。代表的な薬としては、ロキソプロフェン（商品名：ロキソニン錠など）、バラシクロビル（商品名：バルトレックス錠など）、リスペリドン（商品名：リスパダールなど）があります。

## 排泄

　薬を身体の外へ追い出す最終段階として、**排泄**が行われます。排泄を行う主な臓器は腎臓、肝臓、肺であり、薬は尿、便、呼気として身体の外に排泄されます。

　腎臓では、「肝臓によって代謝された薬」と「代謝を受けていない薬」の両方が、尿と一緒に排泄されます。肝臓では、消化管への排泄（胆汁排泄）が行われ、薬は便と一緒に排泄されます。肺では、麻酔薬のような気体の薬が、呼気とともに排泄されます。

　「吸収、分布、代謝、排泄」は、すべての薬に関係します。薬が身体の中でどのような動きをしているか、イメージすることが大切です。そうすることで、副作用を早く発見するなど、様々な状況に対応することができます。

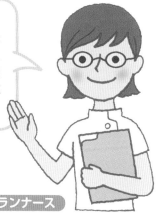

ベテランナース

＊**シトクロムP450**　体内に入った薬物の代謝に重要な物質。

# 血中濃度と半減期

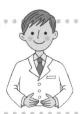

1日3回の薬や1日1回の薬など、薬は使用すべき量や回数が決まっています。血中濃度と半減期を理解することで、薬がどれくらい体内に存在するのかなど、薬の特性をイメージできます。

## ✚ 血中濃度

血液の中に「薬の量がどれくらいあるのか」を表す数値です。薬を使用すると、時間の経過とともに薬が吸収されていくため、血中濃度はだんだん上がっていきます。その後、薬は代謝・排泄されるため、血中濃度は徐々に減っていきます。

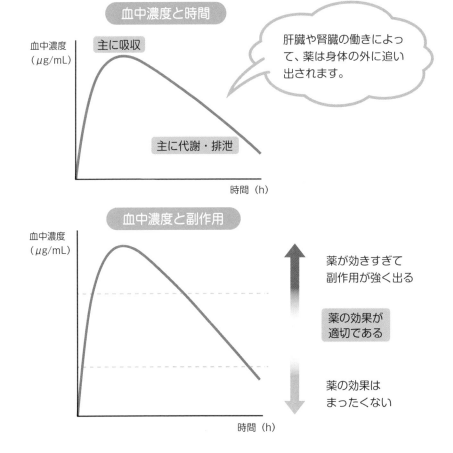

肝臓や腎臓の働きによって、薬は身体の外に追い出されます。

「薬の効果が適正である」血中濃度を有効域と呼びます。そして、薬によって有効域の広さは異なります。薬と薬、薬と健康食品の飲み合わせ（相互作用）があると、血中濃度が増減します。

有効域が広い薬は、相互作用によって血中濃度が上がっても、副作用が出る危険性は低いといえます。一方、有効域の狭い薬は、ちょっとした相互作用によって血中濃度が上がると、すぐに副作用が出てしまう危険があります。

## 半減期

血液中の薬の量が半分になるまでの時間を**半減期**と呼びます。下図では、薬を投与して2時間後の血中濃度が10μg/mLであり、6時間後には半分の5μg/mLまで減っています。つまり、4時間かけて薬の量が半分になっていますので、この薬の半減期は4時間です。

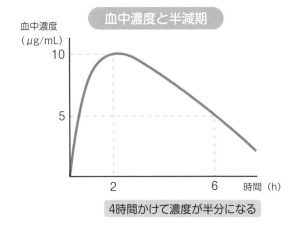

血中濃度と半減期

4時間かけて濃度が半分になる

半減期が短い薬は、代謝・排泄がすばやく行われているということです。逆に、半減期の長い薬は、代謝・排泄がゆっくりであり、身体の中に残りやすい薬といえます。半減期を考えることで、どれくらいの間、薬が身体に作用するのか考えることができます。

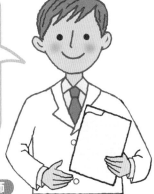

薬の多くは「半減期の4〜5倍の時間」が経つと、身体からすべて排泄されます。つまり、半減期が4時間の薬は、16〜20時間後には効果がなくなっているということです。あくまで目安ですが、薬の効果や副作用を判断する材料になります。

薬剤師

# 添付文書の活用方法

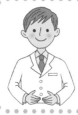
**添付文書**（医療用医薬品添付文書情報）は、医薬品の効能や副作用などの基本的な情報が書かれた公文書です。活用方法を覚えるだけで、血中濃度や半減期などの医薬品の情報をすばやく収集できます。その方法について理解しましょう。

## 添付文書の主な内容

すべての医薬品箱の中には添付文書が入っています。また、独立行政法人 医薬品医療機器総合機構（PMDA）のウェブサイト（https://www.pmda.go.jp）でも簡単に検索することができます。

添付文書には約20項目の情報が記載されています。その各項目を簡単に説明します。

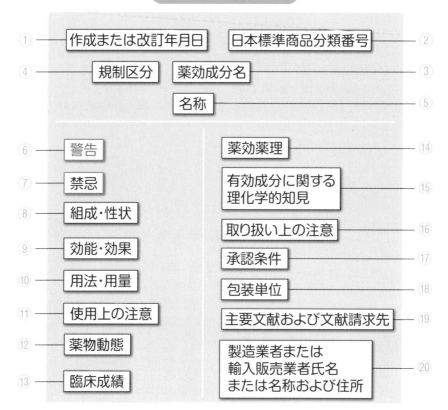

添付文書の活用方法

① 作成または改訂年月日　　② 日本標準商品分類番号
④ 規制区分　　薬効成分名 ③
名称 ⑤

⑥ 警告　　薬効薬理 ⑭
⑦ 禁忌　　有効成分に関する理化学的知見 ⑮
⑧ 組成・性状　　取り扱い上の注意 ⑯
⑨ 効能・効果　　承認条件 ⑰
⑩ 用法・用量　　包装単位 ⑱
⑪ 使用上の注意　　主要文献および文献請求先 ⑲
⑫ 薬物動態　　製造業者または輸入販売業者氏名または名称および住所 ⑳
⑬ 臨床成績

## ①作成または改訂年月日

厚生労働省の指示により、内容が改定されることがありますので、常に最新の添付文書を見るように心がけましょう。

## ②日本標準商品分類番号

はじめの番号「87」は医薬品および関連製品を示し、その後の番号が薬効分類を示しています。

## ③薬効成分名

薬の効果やその性質が記載されています。どのような薬なのか、概要がわかります。

## ④規制区分

毒薬、劇薬、麻薬、向精神薬、覚せい剤、覚せい剤原料、習慣性医薬品、指定医薬品、要指示医薬品など、医薬品の区分が記載されています。

## ⑤名称

医薬品の販売名が記載されています。これがいわゆる商品名です。

## ⑥警告

最も注意しなければならない項目であり、本文冒頭に記載されます。赤枠内に赤字で記載するというルールがあります。

## ⑦禁忌

警告に続けて記載されますが、警告がない場合は本文冒頭に記載されます。重要な項目であり、赤枠内に黒字で記載するというルールがあります。

## ⑧組成・性状

有効成分の名称およびその分量、添加物、識別に必要な色、味、におい、形状、識別コードなどが記載されています。

## ⑨効能・効果

厚生労働省の承認を受けた効能または効果が記載され、どのような病気に適応されるのかがわかります。

## ⑩用法・用量

厚生労働省の承認を受けた用法および用量が記載されています。このとおりに使用しなければ、原則として医療保険の対象ではなく、保険適応外（自費）となります。

まずは、最も重要な ⑥ 警告、⑦ 禁忌だけでも、確認する習慣を身につけましょう。

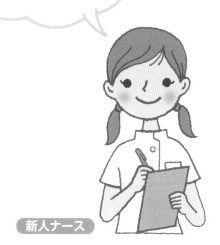

新人ナース

## ⑪使用上の注意＊

「慎重投与」「重要な基本的注意」「相互作用（併用禁忌、併用注意）」「副作用（重大な副作用、その他の副作用）」「高齢者への投与」「妊婦、産婦、授乳婦等への投与」「小児等への投与」「臨床検査結果に及ぼす影響」「過量投与」「適用上の注意」「その他の注意」など、様々な注意が記載されています。

## ⑫薬物動態

血中濃度や半減期など、人での吸収、分布、代謝および排泄に関するデータが記載されています。

## ⑬臨床成績

精密かつ客観的に行われた臨床試験の結果が記載されています。

## ⑭薬効薬理

効能または効果を裏づける薬理作用および作用機序が記載されています。

## ⑮有効成分に関する理化学的知見

一般的名称、化学名、分子式、化学構造式などが記載されています。

## ⑯取り扱い上の注意

湿気を避けて保存するなど、取り扱い上の注意事項が記載されています。

## ⑰承認条件

市販後に副作用を調査するなど、承認条件が付された場合に記載されます。

## ⑱包装単位

どのような包装単位で販売されているのかが記載されています。

## ⑲主要文献および文献請求先

臨床成績の記載（比較試験成績、副作用など）の裏づけとなる文献が優先的に記載されます。

## ⑳製造業者または輸入販売業者の氏名または名称および住所

製造販売業者の氏名または名称、住所および電話番号が記載されています。当該医薬品について深く知りたい場合など、電話相談を行うことができます。

添付文書やインタビューフォームに書かれていない「社内限定の情報」を聞くこともできます。

＊⑪**使用上の注意** 2024年3月31日までに、添付文書の様式が改定されます。「原則禁忌」「慎重投与」は廃止されます。「高齢者への投与」「妊婦、産婦、授乳婦等への投与」「小児等への投与」も廃止されるのですが、これらの内容は「特定の患者集団への投与」という新設項目に記載されます。

## 添付文書の活用

　毎日忙しい中、添付文書を読み込む気にはなれないかもしれません。しかし、添付文書には、薬のあらゆる情報がまとめて記載されています。どのような情報が記載されているのか、ざっくりでいいので理解しましょう。

　よく見逃されている禁忌としては、前立腺肥大の患者への抗コリン薬処方や、スボレキサント錠（商品名：ベルソムラ錠）とクラリスロマイシン（商品名：クラリス錠など）の併用などがあげられます。まずは、「禁忌」の項目（添付文書上部）を確認

するだけでも、医療事故を防ぐことができます。

　また、「この薬は粉砕できるのか」迷ったときは、使用上の注意（適用上の注意）に「すりつぶしたりしないで、そのままかまずに服用するよう指導すること」などの文言がないか確認しましょう。この文言がある場合、その薬を粉砕してはいけません。

　これらは、添付文書活用のほんの一例です。まずは、添付文書を手にとり、よく使う薬を調べてみましょう。きっと多くの発見があるはずです。

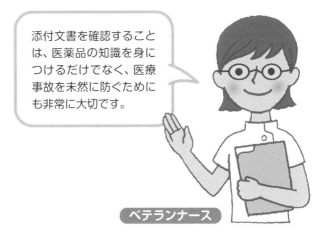

添付文書を確認することは、医薬品の知識を身につけるだけでなく、医療事故を未然に防ぐためにも非常に大切です。

ベテランナース

## 添付文書と医療者の責任

　医療者が「従来からのならわしに則って行う行為」を、医療慣行と呼びます。看護の現場では、先輩の後ろについて学ぶケースも多く、添付文書や文献から学ぶ機会は少ないかもしれません。しかし、右に示す判例のように、添付文書に記載されている情報を遵守せず、患者に有害事象が起こった場合、医療者の責任が問われます。医療慣行を否定するつもりはありませんが、添付文書に則る看護は、患者だけでなく自身を守ることにつながります。

●最高裁判例 1996年1月23日
　医師が医薬品を使用するにあたって医薬品の添付文書（能書）に記載された使用上の注意事項に従わず、それによって医療事故が発生した場合には、これに従わなかったことにつき特段の合理的理由がない限り、医師の過失が推定される。

# ジェネリック医薬品

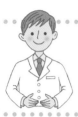

日本の医療費を抑えるために、国はジェネリック医薬品の普及を推進しています。成分が同じで価格が安い薬、という認識は正しいのでしょうか。ジェネリック医薬品の問題点や現状について理解しましょう。

## ✚ 薬の構成

薬は**主成分**（有効成分）と**添加物**（添加剤）で構成されています。主成分とは、薬としての効果（血圧を下げるなど）を発揮する物質です。添加物は、主成分を安定させたり、溶けやすくするなど、有効性を高める目的で配合されています。

例えば、降圧薬のノルバスク錠は、主成分のアムロジピンベシル酸塩、添加物の結晶セルロース、無水リン酸水素カルシウム、デンプングリコール酸ナトリウム、ステアリン酸マグネシウム、ヒプロメロース、酸化チタン、タルク、カルナウバロウで構成されています。

基礎的な構成

主成分
薬としての効果を発揮する

添加物
主成分を安定させたり溶けやすくする

薬（製品）

さらに、添加物はにおいの改善、味の改善、色の改善、かさを増すため、粘度の調節のためなど、様々な目的で使用されます。

## ジェネリック医薬品とは

ジェネリック医薬品とは、「**先発医薬品**（新薬）と同一の主成分（有効成分）を同一量含み、効果が同等な医薬品」です。先発医薬品の特許が切れたあとに製造されます。**後発医薬品**とも呼ばれ、先発医薬品と治療学的に同等であるものとして製造販売が承認されています。

一般的に、開発費用が安く抑えられるため、先発医薬品に比べて薬価が安いという特徴があります。使用することで、日本の医療費の抑制や、患者負担金を減らすことができます。

ただ、医薬品の特許には、効能・効果や製剤の技術など、様々な種類があります。そのため、先発医薬品とジェネリック医薬品で効能・効果が異なることがあります。例えば、先発医薬品のホクナリンテープ（貼付剤）は成分ゆっくりを放出する製剤技術を使っていますが、後発医薬品はその技術を使えないため、薬の成分が速く吸収されることがあります。

ジェネリックって安い薬でしょ？　安いと効果がきちんと得られるか心配だわ。しっかり説明してくれないとわからないわ。

患者さん

## ジェネリック医薬品の品質と効果

ジェネリック医薬品が発売される前には、安全性を確認するための審査があります。その審査での試験項目は、先発医薬品よりも少なくなっています。試験が省略されるのは、その内容が先発医薬品において確認済みであり、先発医薬品と同等の有効性や安全性を有すると判断されているからです。

しかし、ジェネリック医薬品は先発医薬品と同等にもかかわらず、「ジェネリック医薬品は効きが悪い」という方がいます。このような事象の原因としては、まず、**プラセボ効果** ＊のような心理的要因が考えられます。ジェネリック医薬品に対する不信感がある人ほど、このような訴えが多いように感じます。

実際に、同じ偽薬を使った場合でも、「高価な薬だと思い込んで服用した被験者」と「安い薬だと思い込んで服用した被験者」とで効果を比較したところ、前者に対して高い効果が現れ、後者に対する効果は低かったという研究データも存在します。

また、ジェネリック医薬品は、先発医薬品と「同等」であり、まったく同じものではありません。ジェネリック医薬品そのものに問題がある可能性もあります。実際に、主成分の含有量が規定よりも少なかった事例、別の医薬品成分が混入していた事例もあります。ジェネリック医薬品の問題を見つけた場合は、独立行政法人 医薬品医療機器総合機構（PMDA ＊）の「くすり相談窓口」に報告しましょう。

＊**プラセボ効果**　プラセボとは、本物の薬のような外見をしていますが、薬として効く成分は入っていない偽物の薬です。一般的に、偽薬（ぎやく）と訳されます。プラセボを投与したにもかかわらず、病気が回復するなど、薬のような効果を発揮する事象を「プラセボ効果」といいます。

＊**PMDA**　Pharmaceuticals and Medical Devices Agencyの略。

## オーソライズドジェネリック

**オーソライズドジェネリック**＊（**AG**）とは、先発医薬品メーカーが後発医薬品メーカーに特許の使用権を与えてつくられた、「添加物などが先発医薬品と同じジェネリック医薬品」です。薬の名前や値段、見た目のデザインは異なりますが、主成分や添加物、製造方法が同一です。ジェネリック医薬品のある医薬品のすべてに、オーソライズドジェネリックがあるわけではありません。

## バイオシミラーとバイオセイム

**バイオシミラー（バイオ後続品）**とは、「先発医薬品の特許が切れたあとに発売されるバイオ医薬品」です。バイオ医薬品は、ヒト成長ホルモンやインスリンなどを指しますが、これらの医薬品の主成分は複雑な構造をしているので、先発医薬品と同じ主成分をつくることが困難です。

したがって、似ている（シミラー）成分を用いて、医薬品が製造されます。ジェネリック医薬品の審査よりも試験項目が多く、製造に多額のお金と時間が必要なので、一般のジェネリック医薬品よりも薬価が高く設定されています。

また、バイオ医薬品の中でも、主成分や添加物が先発医薬品と同じで、名前やデザインが異なるものを**バイオセイム**と呼びます。バイオセイムは、簡単にいえば、バイオ医薬品のオーソライズドジェネリックに相当する医薬品です。

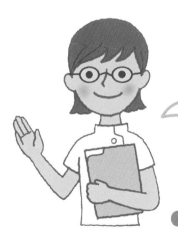

医療者は、日本の医療費の増大を防ぐためにも、ジェネリック医薬品の活用を推進しなければなりません。患者が納得できるように、しっかり説明することが大切です。

ベテランナース

＊ **AG** Authorized Generic の略。

# 薬価と医療保険制度

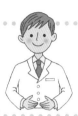

日々夢中で仕事をしていると、薬価（薬の値段）や医療費について考える時間はありません。しかし、薬価や医療保険制度は、医療の土台でもあります。知っておいて損はないでしょう。

## 薬価とは

　医療用医薬品の値段は公定価格であり、国（厚生労働省）によって決められています。その一覧表を**薬価基準**といい、医師はそこから処方する薬を選択しています。薬価基準に収載されている医薬品は、1錠5円程度の薬から1本100万円を超える注射薬まで様々です。高価な薬の取り扱いを間違えると、病院の経営に深刻なダメージを与える可能性もあります。

　この薬価は、ずっと一定ではなく、毎年見直し（薬価改定）が行われています。医薬品卸から病院・薬局に販売された価格（市場実勢価格）に合わせて、基本的に毎年薬価の引き下げが行われています。

　また、病気の治療に使われる薬には、医療保険制度の適応があります。しかし、病気の予防に使われる薬や生活の改善に使われる薬は、薬価基準に収載されず、医療保険制度の適応はありません。医療保険制度が適用されなければ、その医薬品は自費負担（10割負担）となるため、患者負担が高額になります。

医療保険制度が適用されなければ、その医薬品は自費負担（10割負担）となり、患者負担が高額になってしまいます。

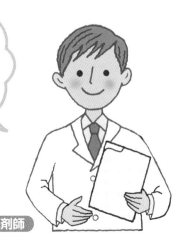

薬剤師

## 日本の医療保険制度

　1961（昭和36）年以来、すべての国民がいずれかの医療保険制度に加入するという「**国民皆保険制度**」のもと、一定の自己負担（0割〜3割負担）でいつでも必要な医療を受けられる環境が整備されています。

　国民皆保険制度によって、安い医療費で高度な医療を受けることができます。現在、日本は世界最高レベルの平均寿命と保健医療水準を実現しています。

　一方、急速な高齢化が進んでおり、それに伴い医療費が増加しています。今後も国民皆保険制度を維持していくために、医療保険制度の改革が継続して実施されています。ジェネリック医薬品の使用推進もその1つです。

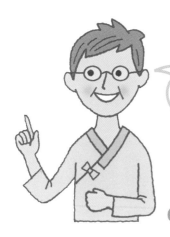

糖尿病の影響で、勃起不全の状態です。治療薬のバイアグラを飲むことがありますが、1錠1000円前後＊と高額です。しかし、インターネットで買える怪しい薬と違い、安心かつ安全に使用できています。

---

column

### 薬のデザイン変更の落とし穴

　以前、便通改善の薬であるマグラックス錠500mgは、酸化マグネシウム錠500mg「ヨシダ」に名称変更されました。このように、薬の錠剤自体（中身）は変更なく、医薬品名称とデザインのみ変更されることはよくあります。この際に、「薬の効果がなくなった」「調子が悪くなった」といった訴えが出てきます。

　薬の見た目がちょっと変化しただけでも、「薬が変わったのではないか」と不安に思う患者は少なくありません。薬への不安が強いと、薬を飲まなくなるなど、治療に支障が出ることさえあります。変更があるときには、「薬の名前とデザインが変わっていますが、中身は変わりないので安心して飲んでくださいね」などと声をかけましょう。ちょっとした気遣いが、患者の不安を取り除き、質の高い医療につながります。

---

＊〜円前後　薬価基準に収載されていない医薬品は、病院や薬局が自由に値段を設定することができます。

# 自費（保険適応外）の薬

「国民皆保険制度」は、お金を出し合って困っている人を助ける制度です。つまり、一定の自己負担（0割〜3割負担）以外の7〜10割は、多くの人々が出してくれたお金です。このお金は有効に使われるべきであり、勃起不全や避妊の目的、薬を紛失した場合に使うことはできません。以下は、よく使用される自費の薬の一覧です。

| 代表的な商品名 | 一般名称 | 効能・効果 |
|---|---|---|
| バイアグラ錠 | シルデナフィル | 勃起不全 |
| レビトラ錠 | バルデナフィル | 勃起不全 |
| シアリス錠 | タダラフィル | 勃起不全 |
| マーベロン | デソゲストレル・エチニルエストラジオール | 避妊 |
| トリキュラー/アンジュ | レボノルゲストレル・エチニルエストラジオール | 避妊 |
| シンフェーズ | ノルエチステロン・エチニルエストラジオール | 避妊 |
| プロペシア錠 | フィナステリド | 男性における男性型脱毛症の進行遅延 |
| ザガーロカプセル | デュタステリド | 男性における男性型脱毛症 |

また、以下の薬も自費（保険適応外）として取り扱われます。

・キシロカインゼリー（表面麻酔以外）
・ニコチネルTTS、チャンピックス（禁煙補助の期間が長期である場合など）
・ピロリ菌除菌薬（3次除菌など）

薬価を考えることで、取り扱いが丁寧になるなど、薬への意識が高まります。医療費を気にする患者は多く、薬の価格や医療制度を学ぶことは非常に大切です。

ベテランナース

# 薬と用法

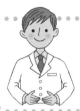

食前と食後を間違えるだけで、薬の効果が強くなったり、逆に弱くなったりします。効果が強くなれば、副作用の危険が高まります。逆に弱くなるようであれば、効果不十分で症状が悪化する危険があります。

## 用法の意味

用法は「薬を飲むべき時間」を指します。食前、食後、食間など、食事によって胃の状態は変化します。「食事と薬」や「薬と薬」の相互作用を考慮して用法が決められています。用法を知り、薬を正しく使用することで、副作用を防ぐことができます。そして、薬本来の「正しい効果」が得られます。

| 食前 | 食事の20〜30分前 |
|------|------------------|
| 食後 | 食事の20〜30分後 |
| 食直前 | 食事の直前 (5〜10分前) |
| 食直後 | 食事のすぐあと (5分以内を目安) |
| 食間 | 食事の約2時間後 (食事と食事の間) |

食間は、食事の最中と勘違いされることが多いため、注意が必要です。

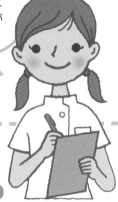

新人ナース

## 決められた用法

薬によって、使用すべき用法が決まっています。用法は、添付文書の**用法・用量**の項目に書かれています。医療用医薬品は、添付文書に書かれた用法のとおりに使用しなければなりません。それ以外の使い方は、基本的に医療保険の適応外となります。

さらに、添付文書の用法どおりに使用しないで、患者に健康被害があった場合は、特別な合理的理由がない限り「医療者の過失があるもの」と評価されます。つまり、医療訴訟に至った場合には、敗訴する危険が高いということです。

# 用法と注意すべき医薬品

例えば、セフェム系＊抗生物質の商品名「フロモックス錠」＊の添付文書には、「1日3回食後経口投与する」と書かれています。これは、添付文書の薬物動態の項目に書かれているように、「本剤の吸収は、空腹時に比べ食後投与のほうが良好であった」というデータに基づくものです。つまり、フロモックス錠は食後に使用しなければ、吸収が低下し、耐性菌の発現につながる恐れがあるということでもあります。

ほかにも、アレルギー性疾患治療剤の商品名「ビラノア錠」は、1日1回空腹時に服用する薬です。食後に服用すると、吸収される薬の量が半分程度に減少するため、アレルギーを抑える効果をきちんと得られなくなります。

また、慢性腎不全用剤の商品名「クレメジン」の添付文書には、「成人に1日6gを3回に分割し、経口投与する」と書かれています。さらに、【使用上の注意】の項目に「他剤を併用する場合、本剤は吸着剤であることを考慮し、本剤との同時服用は避けること」と書かれています。このため、クレメジンは他の薬や食事の影響を受けない「食間」として処方されることが多いのです。

薬の効果を十分に発揮させるために、添付文書の【用法・用量】の項目を見る習慣を身につけましょう。それに加え、添付文書の【使用上の注意】を確認することで、クレメジンのような薬の特徴をしっかりと理解することができます。

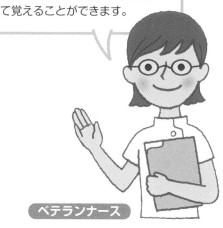

「なぜ、この用法で処方されているのか」を考えることは大切です。用法を覚えると、薬の特徴も併せて覚えることができます。

ベテランナース

---

## 患者を救う公的制度

薬を適正に使用したにもかかわらず、その副作用によって重篤（じゅうとく）な健康被害が生じた場合、医療費や年金などが給付される制度があります。「医薬品副作用被害救済制度」という公的な制度です。

ここでいう「適正に使用」とは、薬の添付文書にある効能・効果、用法・用量などに従って使用されることが基本となります。つまり、用法が1日2回である薬を1日3回飲んで副作用が起きた場合は、基本的にこの制度の対象にはなりません。

次に「重篤な健康被害」とは、「入院を必要とする程度の疾病」「日常生活が著しく制限される程度の障害および死亡」を指します。一見ハードルが高いように感じますが、思ったよりも軽度な疾患で給付されることもあります。この制度を知らない患者も多いため、活用方法を知っておきましょう。

---

＊**セフェム系**　　セファロスポリンの構造をもとに開発された抗生物質の総称。
＊**フロモックス錠**　経口第三世代セフェム系抗生物質。副作用が少なく安全性が高い。

# 注射薬の吸収と投与速度

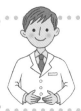

注射薬は、経口薬とは異なり、薬が一気に身体の中に入り込みます。効果は早く発揮されるのですが、医療事故を起こしやすいといったデメリットもあります。そんな注射薬の特徴と点滴などの投与速度を理解しましょう。

## ✚ 注射薬の吸収と特徴

経口薬は、「飲んだ量のすべて」が体内で利用されるわけではありません。一般的な経口薬は、胃や小腸において一部が吸収され、吸収されなかった部分は便として排泄されます。吸収された薬は、全身へ送られる際に肝臓などで代謝され、一部が不活性体＊に変換されます。ここでの代謝を**初回通過効果**と呼びます。

注射薬は、経口薬のように一部が吸収されるわけではありません。さらに、初回通過効果も受けないため、注射したすべての量が身体に影響を与えます。したがって、吸収される量や代謝される量の個人差は比較的少なく、即効性も期待できます。さらに、経口薬よりも投与量の調整がしやすく、口から薬を飲めない場合にも最適です。

もちろん、注射薬には、気をつけるべきポイントもあります。例えば、投与速度が速いと、血中濃度が急激に上がることがあります。薬の血中濃度が急激に上がると、身体に負担がかかって中毒を起こす危険があります。

注射薬が選ばれた際、そこには効果が早く出るなど、患者にとってのメリットがあるはずです。ただし、忘れてはならないのが、注射部位の痛みです。注射痛は、針が痛点を刺激したときに起こります。それに加えて、注射薬と血液の濃度の差（浸透圧）、注射薬と血液のpHの差によって痛みが起こります。

即効性

投与量の調節が比較的容易

経口投与できない患者に使用可能

注射部位への痛み

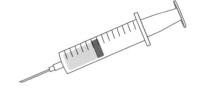

＊**不活性体**　薬としての効果がないなど、身体に影響を起こしにくい物質。

# 投与速度

　ヒヤリ・ハット事例の中で最も多いのは、薬に関連する事例です。その中でも、点滴速度を間違えると、血管炎や血管痛だけでなく、心停止や血圧低下、呼吸抑制などの重大な医療事故につながる可能性があります。

　これまで、各医療機関での事故防止対策、製薬会社による包装変更や販売名称の変更、国や医療関係団体の注意喚起が行われてきました。それでも、点滴速度に関する医療事故はなくなっていません。

　医療事故の撲滅には看護師一人ひとりの取り組みが不可欠です。カリウム製剤、抗菌薬、ステロイド剤など、ハイリスク薬以外にも注意すべき注射薬がたくさんあります。以下の表を参考に、勤務先の採用薬についてもチェックしてみてください。

## 点滴速度に注意すべき注射薬

▼カリウム製剤

| 代表的な医薬品名称 | 点滴速度 | 点滴速度に注意すべき理由 |
|---|---|---|
| アスパラカリウム KCL | カリウム濃度として40mEq/L以下で希釈し、8mL/分を超えない速度で点滴静注 | カリウム剤を急速静注すると、不整脈や心停止の危険がある。 |

▼アミノ酸輸液製剤

| 代表的な医薬品名称 | 点滴速度 | 点滴速度に注意すべき理由 |
|---|---|---|
| アミニック | 200mLあたり約120分を基準 | アミノ酸臭による悪心・嘔吐を予防する。アミノ酸の利用効率をよくする。 |
| アミノレバン | 500mLあたり180〜300分を基準 | |
| モリヘパミン | 500mLあたり180分以上を基準 | |
| ネオアミユー | 200mLあたり約120〜180分を基準 | |

▼脂肪乳剤

| 代表的な医薬品名称 | 点滴速度 | 点滴速度に注意すべき理由 |
|---|---|---|
| イントラリポス | 10%500mLまたは20%250mLを3時間以上かけて点滴静注 | 静脈炎、血管痛、発熱、嘔気、嘔吐、悪寒、顔面紅潮、頻脈、頻呼吸などの急性症状を起こす危険がある。 |

▼抗てんかん薬

| 代表的な医薬品名称<br>（一般名称） | 点滴速度 | 点滴速度に注意すべき理由 |
|---|---|---|
| アレビアチン（フェニトイン） | 2.5〜5mL（フェニトインナトリウムとして125〜250mg）を1分間1mLを超えない速度で徐々に静注 | 急速静注すると心停止、一過性の血圧低下、呼吸抑制等の循環・呼吸障害の危険がある。 |

▼抗菌薬

| 代表的な医薬品名称<br>（一般名称） | 点滴速度 | 点滴速度に注意すべき理由 |
| --- | --- | --- |
| エリスロシン<br>（エリスロマイシン） | 1回2時間以上かけて点滴静注 | 急速な静注により、心室頻拍（Torsades de pointesを含む）が発現したとの報告がある。 |
| ダラシンS<br>（クリンダマイシン） | 300～600mgを100～250mLの生食等に溶解し、30分～1時間かけて点滴静注 | 急速静注により、心停止を起こす危険がある。 |
| タゴシッド<br>（テイコプラニン） | 30分以上かけて点滴静注 | 急速なワンショット静注または短時間の点滴静注により、レッドマン症候群＊、血圧低下などが現れることがある。 |
| 塩酸バンコマイシン<br>（バンコマイシン塩酸塩） | 60分以上かけて点滴静注 | |

▼ステロイド剤

| 代表的な医薬品名称<br>（一般名称） | 点滴速度 | 点滴速度に注意すべき理由 |
| --- | --- | --- |
| ソル・メドロール<br>（メチルプレドニゾロン） | 緩徐に静注または点滴静注 | 高用量を急速静注（500mgを超える用量を10分未満で投与）することにより、心停止、循環性虚脱、不整脈などが現れたとの報告がある。 |

参考：鹿児島市医報 第46巻第5号（通巻543号）、2007（平成19）年

## 吸収速度の速い「舌下錠」

　薬は、注射、経口、経鼻、経皮、直腸内、点眼、吸入、口腔内など、様々な経路から体内に投与されます。口腔粘膜から薬を吸収させる「口腔内投与」は、筋肉内注射よりも体内への吸収が速く、効果も早く出る特徴があります。

　代表例として、狭心症発作時に服用する「ニトロペン舌下錠（ぜっかじょう）（ニトログリセリン）」があります。舌下錠は、錠剤を舌の下に入れて、唾液で自然に溶かして粘膜から吸収させます。この際に、飲み込んだり、噛み砕いたりしてはいけません。飲み込んでしまうと、「消化管で分解」や「肝臓で代謝」され、効果が減弱することがあります。ニトロペン舌下錠は、飲み込んだ場合、肝臓で代謝されて効果がほぼなくなります。誤って飲み込んだ場合は、すぐにもう1錠使用してもかまいません。

＊レッドマン症候群　顔、頸（くかん）、軀幹の紅斑性充血、掻痒（そうよう）などの症状を示す。

▼単独で使用するべき、注意が必要な注射薬

| 代表的な医薬品名称 | 一般名称 | 添付文書上の注意点 |
|---|---|---|
| オメプラール | オメプラゾール | 日局生理食塩液または日局5%ブドウ糖注射液以外の溶解液、輸液、補液、および他剤との混合注射は避けること。 |
| クラビット | レボフロキサシン | 同一の点滴ルートを使用し、本剤と他剤を連続して投与する場合は、本剤と配合変化（沈殿、混濁等）が認められる薬剤があるため、配合変化試験データを参照すること。 |
| セルシン | ジアゼパム | 他の注射液と混合または希釈して使用しないこと。 |
| ソルダクトン | カンレノ酸カリウム | pH等の変化により配合変化が起こりやすいので、他の薬剤との配合に際しては注意すること。 |
| パズクロス | パズフロキサシン | 他剤および輸液と配合した場合に、配合変化（白濁等）が認められているため、原則として他剤および輸液と配合しないこと。なお、I.V.Push法およびPiggyback法においても配合変化が認められているため、側管からの配合も避けること。 |
| フェジン | 含糖酸化鉄 | pHなどの変化により配合変化が起こりやすいので、他の薬剤との配合に際しては注意すること。なお、本剤を希釈する必要がある場合には、通常、用時10〜20%のブドウ糖注射液で5〜10倍にすること。 |
| フェノバール | フェノバルビタール | 本剤は、水によって主薬を析出するので、静脈内注射および他の注射剤との混合はしないこと。 |
| メイロン | 炭酸水素ナトリウム | ①本剤はアルカリ性であり、他の注射剤と混合する場合は、配合変化を起こしやすいので注意すること。<br>②カルシウムイオンと沈殿を生じるので、カルシウム塩を含む製剤と配合しないこと。 |
| エフオーワイ | ガベキサート | 他の注射剤（抗生物質製剤、血液製剤など）と配合した場合に、混濁等の配合変化を起こすことがあるので注意すること。また、アミノ酸輸液、アルカリ性の薬剤、および添加物として亜硫酸塩を含有する薬剤と配合した場合、分解などの配合変化を起こすことがあるので注意すること。 |

通常時の「薬の色」を覚えておくと、間違って混合された場合など、異常をいち早く発見できます。変化に敏感になることも大切です。

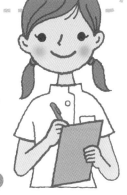

新人ナース

# 薬の粉砕と脱カプセル

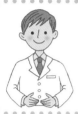

加齢に伴って嚥下機能が低下し、「薬が飲みにくい」と感じている患者は少なくありません。さらに高齢者の増加もあり、薬を粉砕したり、脱カプセルをする機会も増えています。とはいえ、主な医薬品の約20%が「粉砕、脱カプセル不可」というデータもあるため、安易に実施してはいけません。

## ✚ 粉砕、脱カプセルのリスク

　高齢者は嚥下機能が低下するため、薬をうまく飲み込めなくなります。飲み込んだと思っても、口の中に残っていたり、誤嚥してしまうこともあります。この問題を解決するために、錠剤の粉砕や脱カプセルが行われることがよくあります。

　粉砕や脱カプセルをすることで、患者は薬を飲みやすくなりますが、気をつけるべきポイントもあります。次の4項目のデメリットもしっかり理解しましょう。

① 乳鉢などへ薬が付着するため、服用すべき薬の全量を飲むことができない。
② 苦味、舌のしびれ、不快なにおいなど、感覚器に影響を及ぼす。
③ 血中濃度が変化するため、薬の効果を正しく得られない（徐放性製剤や腸溶製剤など）。
④ 光や温度、湿度によって薬が分解したり、混ぜることによる配合変化が起こる。

　つまり、全量を服用できないので「正しい薬の効果が得られないこと」、服用する人の「身体に刺激などの悪影響があること」が考えられます。さらに、粉砕・脱カプセルを実施する人が薬を吸い込む可能性もあるため注意が必要です。マスクをしていても完全に防げるわけではありません。妊娠している人は催奇形性のある薬を粉砕しない、などの対策も必要です。

> 薬の粉砕は、飲みやすくなるため、良い行為だと思っていました。良いことばかりでなく、薬が分解したり徐放性がなくなることがあるため、慎重に行うべきです。

新人ナース

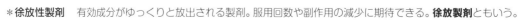

＊**徐放性製剤**　有効成分がゆっくりと放出される製剤。服用回数や副作用の減少に期待できる。**徐放製剤**ともいう。
＊**腸溶製剤**　胃ではなく、腸に移行して初めて有効成分が放出される製剤。**腸溶錠**ともいう。

## 徐放性製剤の粉砕

徐放性製剤とは、ゆっくり時間をかけて薬の血中濃度を上げるよう設計された薬です。粉砕すると血中濃度が急激に上昇し、副作用が強く出る危険性があります。例えば、高血圧・狭心症治療剤のアダラートCRを粉砕すると、血圧を下げる成分が急激に溶け出し、低血圧を引き起こす危険があります。

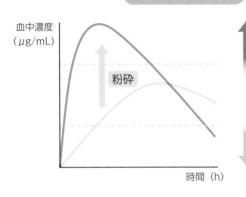

粉砕と血中濃度

血中濃度
（μg/mL）

粉砕

時間（h）

薬が効きすぎて
副作用が強く出る

薬の効果が
適切である

薬の効果はまったくない

## 粉砕の可否

主に添付文書や専門のハンドブックを使用し、粉砕について判断します。基本的に徐放性製剤＊や腸溶製剤＊の粉砕は行うべきではありません。

徐放性製剤は、薬の効果を長く持たせる目的があり、粉砕すると血中濃度が上がりすぎる危険を伴います。一方、腸溶製剤は胃酸による薬の分解を防ぐ目的と、胃への障害を防止する目的があります。後者を目的としている場合には、状況によって粉砕することもあります。

添付文書上部の「商品名や成分名」、中央から下部の「適用上の注意」が、粉砕可否の確認ポイントです。わからない場合は粉砕せず、専門書、薬剤師、製造業者等に確認するようにしましょう。

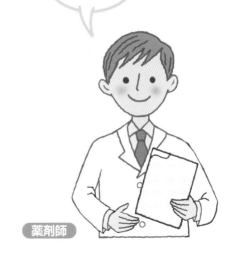

ふらつき、めまいを訴える患者の話を詳しく聞くと、デパケンR錠＊（成分名：バルプロ酸）を粉砕していました。錠剤が大きくて飲みづらいなどの理由で、患者が勝手に薬を粉砕することがあります。

薬剤師

＊デパケンR錠　てんかん、躁病、片頭痛の治療に使用される徐放製剤。粉砕すると血中濃度が上がる危険がある。

## 粉砕の可否（徐放性製剤、腸溶製剤）

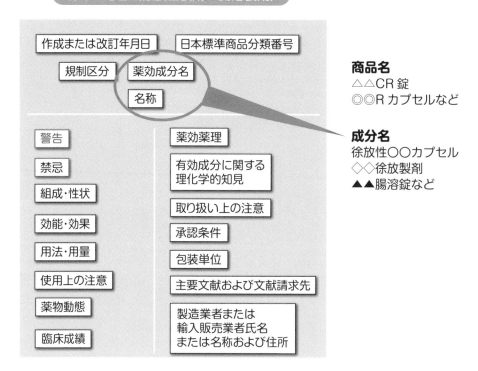

**商品名**
△△CR錠
◎◎Rカプセルなど

**成分名**
徐放性○○カプセル
◇◇徐放製剤
▲▲腸溶錠など

## 粉砕の可否（適用上の注意）

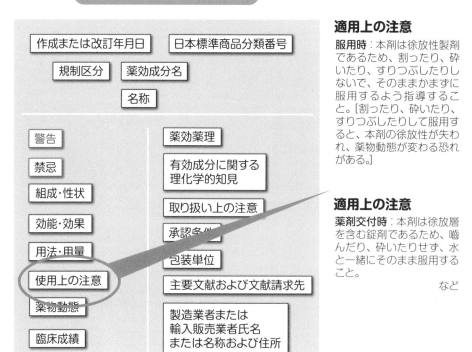

**適用上の注意**

**服用時**：本剤は徐放性製剤であるため、割ったり、砕いたり、すりつぶしたりしないで、そのままかまずに服用するよう指導すること。［割ったり、砕いたり、すりつぶしたりして服用すると、本剤の徐放性が失われ、薬物動態が変わる恐れがある。］

**適用上の注意**

**薬剤交付時**：本剤は徐放層を含む錠剤であるため、噛んだり、砕いたりせず、水と一緒にそのまま服用すること。

など

chapter 3

# 基本的な薬を理解する

· · · · · · · · · · · · · · · · · · · · · · · · · · · · · · · · · · · · · · · · · · · · ·

よく使用される薬を理解することで、
患者の変化にいち早く気づけるようになるなど、
確実なスキルアップにつながります。

# 抗菌薬

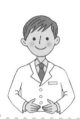

感染症の治療を助ける目的で、抗菌薬が使用されます。体内には数百種類の細菌が存在しますし、人と人との接触など、あらゆる場面において感染症のリスクがあります。感染症は適切に治療しなければ、命に関わることもあります。さらに、世界中で問題となっている薬剤耐性菌を出現させないためにも、抗菌薬について理解しましょう。抗菌薬の知識は、すべての診療科において必要とされます。

##  細菌の分類

抗菌薬を理解するために、まずはそのターゲットとなる細菌の特徴を見ていきましょう。細菌は、グラム染色によって紫色に染まる**グラム陽性菌**と、染まらない**グラム陰性菌**に分類されます。

**グラム陽性菌**は、細胞壁のペプチドグリカン層が厚く、病原性が低い傾向があります。代表的なグラム陽性菌には、黄色ブドウ球菌、レンサ球菌、肺炎球菌などがあります。

**グラム陰性菌**は、細胞壁のペプチドグリカン層が薄く、病原性が高い傾向があります。代表的なグラム陰性菌には、大腸菌、インフルエンザ菌、赤痢菌、ペスト菌などがあります。

さらに、酸素のない条件で生育する**嫌気性菌**と、酸素がないと生育できない**好気性菌**に分類できます。このような細菌の分類は、抗菌薬を選択する基準となります。

> 細菌の細胞表面の大まかな構造の違いを見分けます。

### グラム染色法*

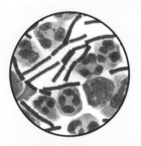

グラム陽性
（紫色に染まる）

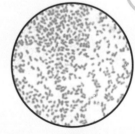

グラム陰性
（赤色に染まる）

＊**グラム染色法**　出典：『図解入門 よくわかる 最新 抗菌薬の基本と仕組み』深井良祐著、秀和システム (2015年刊) より。

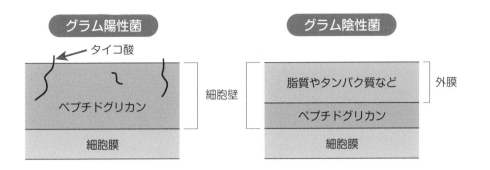

| グラム陽性菌 | | グラム陰性菌 | |

```
グラム陽性菌
    タイコ酸
┌─────────────┐ ┐
│ ペプチドグリカン │ │ 細胞壁
├─────────────┤ ┘
│   細胞膜    │
└─────────────┘
```

```
グラム陰性菌
┌─────────────┐ ┐
│ 脂質やタンパク質など │ │ 外膜
├─────────────┤ ┘
│ ペプチドグリカン │
├─────────────┤
│   細胞膜    │
└─────────────┘
```

# 代表的な抗菌薬の特徴

抗菌薬は、細菌を死滅させたり、増殖を抑えたりする薬です。その中でも微生物がつくった化学物質を抗生物質、抗生剤と呼ぶこともありますが、ここではすべてまとめて抗菌薬と呼んでいます。

抗菌薬は、細菌の構造や増えていく仕組みのどこかを邪魔して効果を発揮します。まずは、抗菌薬の作用機序、どの細菌に効果があるのか、副作用、注意点、代表的な医薬品とその特徴について理解しましょう。

適応症は薬によって様々ですので、添付文書を確認してください。

| ベンジルペニシリンの構造式* | | |

$$\text{H} \quad \text{CO}_2\text{K}$$

$$\text{CH}_3$$

$$\text{CH}_3$$

$$\text{S}$$

$$\text{N}$$

$$\text{O}$$

$$\text{HN}$$

$$\text{O}$$

$$\text{H} \quad \text{H}$$

βラクタム環

## ●βラクタム系

βラクタム環と呼ばれる構造を持つ抗菌薬を**βラクタム系**といい、ペニシリン系、セフェム系、カルバペネム系などが含まれます。今日、最も頻繁に使用されているのが、このβラクタム系抗菌薬です。

βラクタム系抗菌薬の作用機序は、細菌の細胞壁（ペプチドグリカン）を合成させないように阻害することです。細胞壁を合成できなくなると、細菌は細胞分裂ができなくなるか（静菌作用）、細胞壁が破裂して死滅します。人の細胞には細胞壁が存在しないため、細菌だけを狙い撃ちすることができます（細胞壁を持たないマイコプラズマに対しては、抗菌作用がありません）。

＊**構造式** 化合物（薬の成分など）を原子の結合様式により図式的に表したもの。その性質を判断する材料となる。

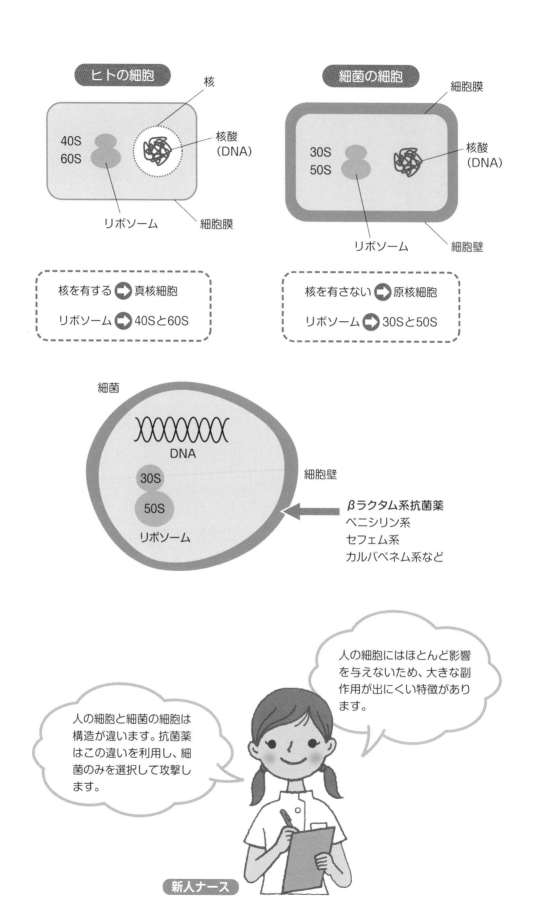

ヒトの細胞

核

核酸（DNA）

40S
60S

リボソーム

細胞膜

核を有する ➡ 真核細胞

リボソーム ➡ 40Sと60S

細菌の細胞

細胞膜

核酸（DNA）

30S
50S

リボソーム

細胞壁

核を有さない ➡ 原核細胞

リボソーム ➡ 30Sと50S

細菌

DNA

30S

50S

リボソーム

細胞壁

βラクタム系抗菌薬
ペニシリン系
セフェム系
カルバペネム系など

人の細胞にはほとんど影響を与えないため、大きな副作用が出にくい特徴があります。

人の細胞と細菌の細胞は構造が違います。抗菌薬はこの違いを利用し、細菌のみを選択して攻撃します。

新人ナース

## ●ペニシリン系

　ペニシリン系抗菌薬は、黄色ブドウ球菌やレンサ球菌など、グラム陽性菌の多くに作用します。中でも、アンピシリンやアモキシシリンは、**広範囲ペニシリン系抗菌薬**と呼ばれます。これらは、大腸菌やインフルエンザ菌などのグラム陰性菌からグラム陽性菌まで幅広く作用します。

| 代表的な医薬品名称 | 一般名称 | 特徴 |
|---|---|---|
| 注射用ペニシリンGカリウム<br>出典：Meiji Seika ファルマ | ベンジルペニシリンカリウム | 効果がある細菌の種類は少なく、主にグラム陽性菌に対して使用する。 |
| ビクシリン<br>出典：アステラス製薬 | アンピシリン | グラム陽性菌だけでなく、一部のグラム陰性菌にも効果がある。 |
| サワシリン／パセトシン<br>出典：協和発酵キリン | アモキシシリン | アンピシリンの抗菌活性を改善した薬であり、腸管からの吸収がよい。 |
| クラバモックス<br>出典：グラクソ・スミスクライン | アモキシシリン＋クラブラン酸 | ペニシリン系に耐性を持つ細菌に対して使用する。 |

近年では、肺炎球菌やインフルエンザ菌が、ペニシリン系に対する耐性を獲得し、問題となっています。ペニシリン系への耐性は、細菌がβラクタム環を破壊する酵素（βラクタマーゼ）を産生することから起こります。

クラバモックス（商品名）に配合されている**クラブラン酸**は、ペニシリン耐性の原因であるβラクタマーゼを阻害し、アモキシシリンの抗菌力を強めます。

## ●セフェム系

**セフェム系抗菌薬**は、ペニシリン系と同様にβラクタム環を有する抗菌薬です。便宜的に、第一世代から第四世代までに分類されますが、主にグラム陽性菌と一部のグラム陰性菌に有効とされます。また、消化管からの吸収がよいことや、副作用が少ないことも特徴となっています。

| 代表的な医薬品名称<br>（世代） | 一般名称 | 特徴 |
| --- | --- | --- |
| セファメジンα<br>（注射第一世代） | セファゾリン | ブドウ球菌、レンサ球菌、大腸菌に対する効果が高い。<br>βラクタマーゼに不安定である。 |
| ケフレックス<br>（経口第一世代） | セファレキシン | グラム陽性菌、大腸菌などに対する効果が高い。 |
| ケフラール<br>（経口第一世代） | セファクロル | グラム陽性菌、大腸菌などに対する効果が高い。 |
| セフメタゾン<br>（注射第二世代） | セフメタゾール | 嫌気性菌に対して効果が高い。<br>βラクタマーゼへの抵抗性が高い。 |
| パンスポリン<br>（注射第二世代） | セフォチアム | グラム陰性桿菌に対する効果が高い。 |
| ロセフィン<br>（注射第三世代） | セフトリアキソン | グラム陽性菌（腸球菌属を除く）とグラム陰性菌に幅広く作用する。<br>髄液に移行しやすい。半減期が長いため、1日1回投与で使用できる。 |
| セフゾン<br>（経口第三世代） | セフジニル | 黄色ブドウ球菌、レンサ球菌属などに対する効果が高い。<br>インフルエンザ菌に対する効果は劣る。 |
| メイアクトMS<br>（経口第三世代） | セフジトレン | インフルエンザ菌、肺炎球菌に特に効果が高い。 |
| フロモックス<br>（経口第三世代） | セフカペン | インフルエンザ菌のほか、グラム陽性菌（肺炎球菌など）にも効果が高い。 |
| マキシピーム<br>（注射第四世代） | セフェピム | 緑膿菌に対しても効果を発揮する。<br>βラクタマーゼに安定である。 |

## ●カルバペネム系

**カルバペネム系抗菌薬**も、ペニシリン系と同様にβラクタム環を有する抗菌薬です。ブドウ球菌、肺炎球菌、大腸菌、肺炎桿菌、緑膿菌に対する効果が高く、数々の薬剤耐性菌に対しても効果を発揮します。他の抗菌薬による効果が期待できない場合に使用すること、とされています。細菌がカルバペネム系抗菌薬に耐性を獲得すると非常に危険ですので、安易に使用されることはありません。

## ●アミノグリコシド系

**アミノグリコシド系抗菌薬**の作用機序は、細菌のリボソーム (30S) に結合し、細菌がタンパク質を合成できないように阻害することです。タンパク質を合成できないと、細菌は増殖できなくなり死滅します。

ブドウ球菌、大腸菌、肺炎桿菌、プロテウス、セラチア、エンテロバクターなどに対して高い抗菌効果を発揮します。殺菌力は単剤でも強力ですが、相乗効果を期待してβラクタム系抗菌薬と併用することが多くあります。

アミノグリコシド系は腸管からほとんど吸収されない特徴があります。つまり、経口投与では、全身への作用は期待できません。この特徴を活かし、腸管感染症や手術前の腸管内殺菌に使用されます。

注射薬としても使用されますが、第8脳神経障害 (耳毒性) や腎毒性などの危険な副作用があります。血中濃度を測定しながら、注意深く使用しなければなりません。腎機能が低下しがちな高齢者には特に注意が必要です。

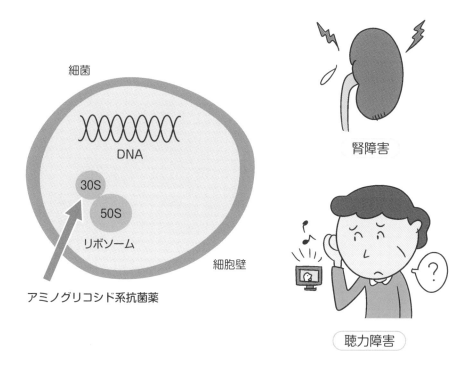

細菌

DNA

30S
50S
リボソーム

細胞壁

アミノグリコシド系抗菌薬

腎障害

聴力障害

| 代表的な医薬品名称 | 一般名称 | 特徴 |
|---|---|---|
| カナマイシン | カナマイシン | 経口と注射薬がある。注射薬は抗結核薬としても使用される。 |
| ゲンタシン | ゲンタマイシン | 注射薬のほか、軟膏やクリームに配合される。<br>緑膿菌などのグラム陰性桿菌に対する効果が高い。 |
| トブラシン | トブラマイシン | 緑膿菌などのグラム陰性桿菌に対する効果が高い。 |
| パニマイシン | ジベカシン | 緑膿菌などのグラム陰性桿菌に対する効果が高い。 |
| ハベカシン | アルベカシン | 抗MRSA薬である。グラム陰性菌に対する効果もある。 |

## ●マクロライド系

**マクロライド系抗菌薬**の作用機序は、細菌のリボソーム (50S) に結合し、細菌がタンパク質を合成できないように阻害することです。タンパク質を合成できないと、細菌は増殖できなくなります。アミノグリコシド系とは異なり、細菌を死滅させる効果 (殺菌作用) よりも、増殖を抑える効果 (静菌作用) が高いと考えられています。

レンサ球菌、ブドウ球菌などのグラム陽性菌、マイコプラズマ、クラミジア、レジオネラなどに対して高い抗菌効果を発揮します。副作用が比較的少なく、小児から高齢者まで幅広く使用されています。

近年では、黄色ブドウ球菌や肺炎球菌、マイコプラズマなどが、マクロライド耐性を獲得し問題となっています。また、肝臓の代謝酵素 (シトクロームP450) と結合するため、Ca拮抗薬 (降圧薬) など、併用に注意するべき薬が多くあります。

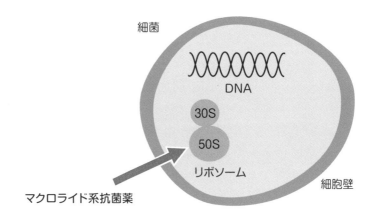

マクロライド系抗菌薬

| 代表的な医薬品名称 | 一般名称 | 特徴 |
|---|---|---|
| エリスロシン | エリスロマイシン | グラム陽性菌、マイコプラズマ、レジオネラなどに対する効果が高い。肺炎球菌における耐性化が問題となっている。 |
| クラリス／クラリシッド | クラリスロマイシン | 抗菌力はエリスロマイシンと同程度だが、血中濃度が高く持続し、組織移行に優れている。肺炎球菌における耐性化が問題となっている。 |
| ジスロマック | アジスロマイシン | グラム陰性菌に対する効果がより高い。肺炎球菌における耐性化が問題となっている。 |

## 開発の歴史と特徴

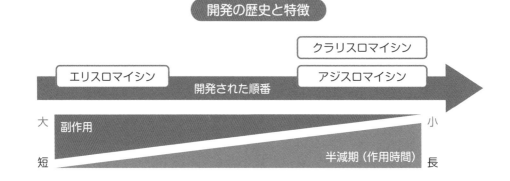

## ●テトラサイクリン系

**テトラサイクリン系抗菌薬**の作用機序は、細菌のリボソーム (30S) に結合し、細菌がタンパク質を合成できないように阻害することです。タンパク質を合成できないと、細菌は増殖できなくなります。

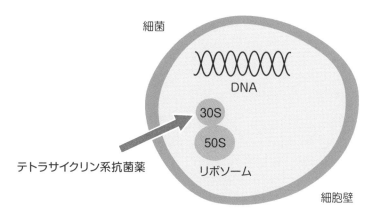

細菌

DNA

30S

50S

テトラサイクリン系抗菌薬

リボソーム

細胞壁

| 代表的な医薬品名称 | 一般名称 | 特徴 |
|---|---|---|
| ビブラマイシン | ドキシサイクリン | グラム陽性菌、グラム陰性菌、クラミジア属、炭疽菌などに対する効果が高い。耐性化は少ない。 |
| ミノマイシン | ミノサイクリン | グラム陽性菌、グラム陰性菌、クラミジア属、リケッチア属、炭疽菌などに対する効果が高い。胆汁や皮膚への組織移行に優れている。 |

リケッチア属、マイコプラズマ属、クラミジア属を含め、多くの細菌に対して効果があります。しかし、耐性を獲得している細菌も多く、問題となっています。

カルシウム、マグネシウム、アルミニウム、鉄などの金属を含む薬やサプリメントと同時に服用すると、吸収が下がります。腸管内で結合させないために、2時間程度ずらして服用するなどの対処が必要です。また、8歳未満の小児には、歯のエナメル質形成不全が起こるため、基本的に使用できません。

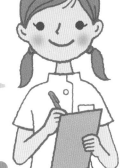

ミノサイクリンは、めまい、倦怠感、腹痛、悪心などの副作用が起こりやすいといわれます。抗菌薬の副作用としては珍しいため、患者への説明はより丁寧に行う必要があります。

新人ナース

## ●キノロン系

　**キノロン系抗菌薬**の作用機序は、細菌のDNAジャイレースおよびトポイソメラーゼIVに作用し、DNA複製を阻害することです。DNAを複製できないと、細菌は増殖できなくなり死滅します。

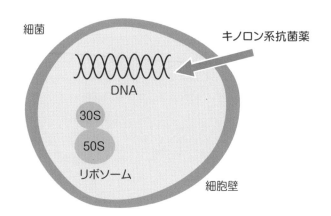

　大腸菌、肺炎桿菌、インフルエンザ桿菌、マイコプラズマ、クラミジアなど、非常に多くの細菌に対して効果があります。適応症としても幅広く、泌尿器感染症、腸管感染症、呼吸器感染症、皮膚感染症、骨感染症などに用いられます。

　高齢者において、悪心、嘔吐、下痢などの副作用が発現しやすいため注意が必要です。また、マグネシウム、アルミニウム、鉄などの金属を含む薬やサプリメントと同時に服用すると、吸収が下がります。腸管内で結合させないために、2時間程度ずらして服用するなどの対処が必要です。

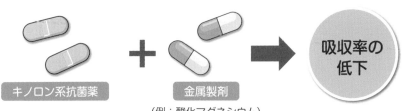

| 代表的な医薬品名称 | 一般名称 | 特徴 |
|---|---|---|
| バクシダール | ノルフロキサシン | 多くの細菌に対して効果がある。 |
| タリビッド | オフロキサシン | 多くの細菌に対して効果がある。 |
| クラビット | レボフロキサシン | オフロキサシンの約2倍の抗菌力がある。 |
| シプロキサン | シプロフロキサシン | グラム陰性菌に対して、オフロキサシンの2〜4倍の抗菌力がある。 |
| オゼックス/トスキサシン | トスフロキサシン | 呼吸器病原菌に対する効果が高い。 |
| ジェニナック | ガレノキサシン | 呼吸器病原菌（肺炎球菌など）に対する効果が高い。 |
| グレースビット | シタフロキサシン | グラム陽性菌、グラム陰性菌に対する効果が高い。 |

# 抗菌薬まとめ

これらの抗菌薬を適切に使用すれば、多くの患者の命を救うことができます。抗菌薬の適正使用とは、「本当に必要な場合に限り」、「原因の細菌に有効な抗菌薬」を「十分な量かつ、できる限り短期間で使用すること」を指します。

しかし現状は、抗菌薬の不適切な使用を背景に、薬剤耐性菌が世界的に増加しています。一方、新たな抗菌薬はほとんど開発されておらず、「現存の抗菌薬をいかに大切に使用するか」が大きな課題となっています。

2013年、薬剤耐性菌による全世界の死亡者数は、少なくても70万人とされています。このまま何も対策をしなければ、2050年には1000万人の死亡が想定され、がんによる死亡者数を超えるといった報告もあります。

このような背景もあり、2016年4月、厚生労働省において、「**薬剤耐性（AMR** ＊ **）アクションプラン**」が決定されました。アクションプランには、抗菌薬の全体の使用量を「2020年までに33％減少（2013年比）」などの指標がありました。

結果としては、内服のセフェム系、マクロライド系、キノロン系の抗菌薬の使用量が大きく減少しました。ただ、AMR対策アクションプランの数値目標の達成には至りませんでした。

これからも引き続き、適正使用を意識した抗菌薬の使用が大切です。

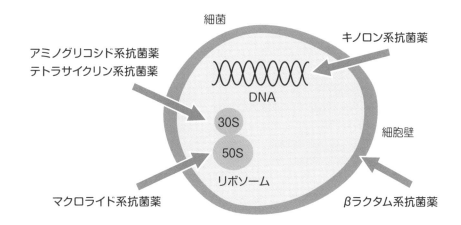

原因菌を特定する検査を行うなど、適切に抗菌薬を使用するべきです。
CRPが下がらないからといって、抗菌薬を漫然と使用してはいけません。

ベテランナース

＊AMR　Antimicrobial Resistanceの略。

# 抗ウイルス薬

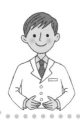

風邪の主な原因はウイルスです。ほかにも、インフルエンザやヘルペス、C型肝炎など、ウイルスが引き起こす病気は数多くあります。ウイルスによる感染症を治療する場合、インターフェロンのように身体の免疫機能を調節する薬と、ウイルスそのものを攻撃する薬があります。

この節では、ウイルスそのものを攻撃する薬について説明します。これらの知識は、主に内科や泌尿器科、産婦人科、皮膚科において必要とされます。

## 細菌とウイルスの違い

細菌は、1つの細胞からなる単細胞生物です。自己複製能力があるため、栄養と水さえあれば自分自身で増えることができます。ウイルスは、タンパク質でできた外殻と、内側のDNAやRNAからなる粒子です。栄養と水があっても、自分だけでは増えることができません。細胞に感染し、そこを拠点に増殖します。

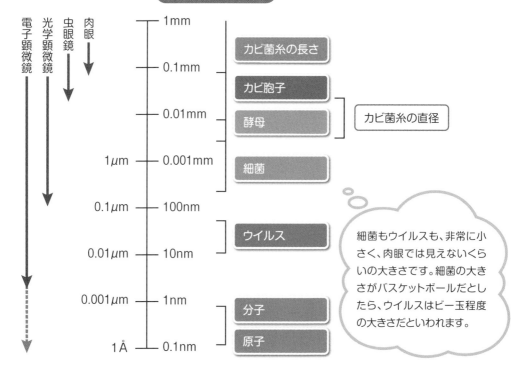

微生物の大きさ

細菌もウイルスも、非常に小さく、肉眼では見えないくらいの大きさです。細菌の大きさがバスケットボールだとしたら、ウイルスはビー玉程度の大きさだといわれます。

# 代表的な抗ウイルス薬の特徴

●抗インフルエンザウイルス薬

　次の薬剤は、インフルエンザウイルスが増殖するために必要な**ノイラミニダーゼ**という酵素の働きを阻害します。インフルエンザウイルスは、1日で1個が約100万個まで増殖するといわれますが、ノイラミニダーゼを阻害することで、増殖を抑えることができます。

| 代表的な医薬品名称 | 一般名称 | 剤形 | 特徴 |
|---|---|---|---|
| リレンザ | ザナミビル | 吸入薬 | 専用のキットを使用し、粉薬を口から吸入する。治療の場合、5日間連続して使用する。 |
| タミフル | オセルタミビル | 経口薬 | カプセルもしくは、ドライシロップの製剤。治療の場合、5日間連続して使用する。 |
| イナビル | ラニナミビル | 吸入薬 | 専用キットやネブライザーを使い、口から吸入する。リレンザに比べ手順が少なく、治療は1回で完了する。 |
| ラピアクタ | ペラミビル | 注射薬 | 内服が難しい人や吸入が困難な場合、確実な投与が求められる場合に最適である。15分以上かけて単回点滴静注。治療は1回で完了する。 |

　これらの薬はA型インフルエンザ、B型インフルエンザともに有効ですが、早期に治療しなければ効果が得られません。インフルエンザウイルスは48時間を目安に増殖していきますが、それ以降は徐々に減少します。ウイルスの増殖を抑えるために、薬は48時間以内に使用する必要があります。

　また、2018年に新しくバロキサビル（商品名：ゾフルーザ）が発売されました。バロキサビルは、キャップ依存性エンドヌクレアーゼに働きかけ、インフルエンザウイルスのmRNA合成を阻害することで、増殖を抑えます。治療は1回で完了します。ほかにもA型インフルエンザのみに有効なアマンタジン（商品名：シンメトレル錠など）がありますが、耐性化のため、現在はほとんど使用されていません。

抗インフルエンザウイルス薬は、できるだけ速やかに投与することが望まれます。症状発現から48時間経過したあとの投与には、有効性を裏づけるデータがありません。

新人ナース

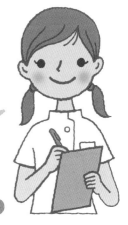

## ●抗ヘルペスウイルス薬

次の薬剤は、ヘルペスウイルスのDNAポリメラーゼを阻害し、ウイルスDNAの複製を止めます。ウイルスの中身であるDNAが複製できなければ、ウイルスは増殖することができなくなります。

性器ヘルペスの再発抑制にも適応があります。セックスパートナーへの感染を抑制できますが、感染リスクがゼロではありませんので、コンドームの使用等が推奨されます。

| 代表的な医薬品名称 | 一般名称 | 特徴 |
|---|---|---|
| ゾビラックス | アシクロビル | 世界初の抗ウイルス薬。正常細胞に対する毒性は非常に低い。 |
| バルトレックス | バラシクロビル塩酸塩 | アシクロビルを改良した製剤。経口投与において、身体に利用される割合が増加している。 |
| ファムビル | ファムシクロビル | 経口投与において、身体に利用される割合が非常に高い。 |
| アラセナ-A | ビダラビン | アシクロビル耐性のウイルスにも有効。 |

また、2017年に新しくアメナメビル（商品名：アメナリーフ）が発売されました。アメナメビルは、ヘリカーゼ・プライマーゼ複合体に働きかけ、ヘルペスウイルスのDNAの複製を阻害することで、増殖を抑えます。新しい作用機序の薬なので、アシクロビルに耐性を持つヘルペスウイルスにも効果が期待されています。

## ●抗B型肝炎ウイルス薬

B型肝炎は、B型肝炎ウイルス（HBV）の感染によって起こります。慢性化し進行すると肝硬変や肝がんが起きやすくなるため、薬によって治療されます。その中でも主に使用される抗B型肝炎ウイルス薬は、下表の5種類です。これらの薬は、B型肝炎ウイルスが増殖する際に必要な酵素を阻害して、ウイルスの増殖を抑えます。薬の投与を中止するとウイルスの再燃率が高いため、基本的に長期間継続して投与されます。ただし近年、耐性ウイルスの出現が問題となっており、ラミブジンやアデホビルは単独では使われず、主に併用療法として用いられます。

| 代表的な医薬品名称 | 一般名称 | 特徴 |
|---|---|---|
| ゼフィックス | ラミブジン | 基本的にアデホビルと併用される。腎機能に応じて用量調整が必要。 |
| ヘプセラ | アデホビル | 基本的にラミブジンと併用される。腎機能に応じて用量調整が必要。 |
| バラクルード | エンテカビル | 耐性ウイルスが比較的少ない。腎機能に応じて用量調整が必要。空腹時に投与する。 |
| テノゼット | テノホビルジソプロキシル | 耐性ウイルスが比較的少ない。腎機能に応じて用量調整が必要。腎障害や骨密度の低下に注意。 |
| ベムリディ | テノホビルアラフェナミド | テノゼットの10分の1以下の用量で、同等の抗ウイルス効果が得られる。骨や腎臓に対する影響が少ないと期待されている。 |

## ●抗C型肝炎ウイルス薬

　一昔前まで、C型肝炎の治療は非常につらいものでした。その当時、主な治療の方法はインターフェロンであり、高熱や倦怠感、関節痛、めまい、うつなど多くの副作用がつきものでした。さらに、C型肝炎ウイルスが消える確率も高くありませんでした。

　しかし、時代とともに副作用の少ない治療が生み出され、現在では経口薬のみで治療が可能とな

りました。経口薬は、C型肝炎のウイルスタイプや、これまでの治療歴によって選択されます。

　2015年に発売されたソホスブビル/レジパスビル（商品名：ハーボニー配合錠）は、副作用がほとんどなく、ほぼ100%の治療効果が期待できると話題になりました。ハーボニー配合錠は有用であるという理由から、発売当初1錠80171.3円というケタはずれの薬価がつきました。

| 代表的な医薬品名称 | 一般名称 | 特徴 |
|---|---|---|
| ソバルディ | ソホスブビル | リバビリンと併用する。重度または透析を必要とする腎不全の患者には禁忌である。 |
| ハーボニー配合錠 | レジパスビル　アセトン付加物・ソホスブビル | 重度または透析を必要とする腎不全の患者には禁忌である。徐脈などの不整脈が現れる危険があるため、アミオダロンとの併用は可能な限り避ける。 |
| エプクルーサ配合錠 | ソホスブビル・ベルパタスビル | 重度または透析を必要とする腎不全の患者には禁忌である。徐脈などの不整脈が現れる危険があるため、アミオダロンとの併用は可能な限り避ける。 |
| マヴィレット配合錠 | グレカプレビル水和物・ピブレンタスビル | 重度の肝機能障害の患者には禁忌である。前治療歴に応じて投与期間が異なる。 |

## ●抗新型コロナウイルス薬

　現在、人に感染するコロナウイルスは7種類です。そのうち4種類は風邪の原因で、多くの感染者は軽症ですが、まれに高熱を引き起こすこともあります。残りの3種類は、ときに死に至る呼吸器感染症として、大規模な感染拡大を起こしています。その1種類が、新型コロナウイルスとして知られる**SARS-CoV-2**です。2019年12月末に

初めて確認されたあと、国境を越えて瞬く間に伝わり、世界を大混乱に陥れました。

　2021年6月現在、軽症例について確立された治療薬はありません。全世界において、多くの薬剤が開発・研究されている状況です。そんな中、日本国内で唯一の抗ウイルス薬として、レムデシビルが承認されています。

| 代表的な医薬品名称 | 一般名称 | 特徴 |
|---|---|---|
| ベクルリー | レムデシビル | 新型コロナウイルス感染症（COVID-19）の回復までの日数が短縮することが確認されている。急性腎障害、肝障害などに注意。 |

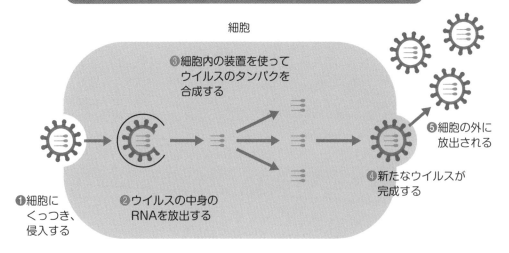

新型コロナウイルス（SARS-CoV-2）が増殖する仕組み

細胞

❸細胞内の装置を使って
ウイルスのタンパクを
合成する

❺細胞の外に
放出される

❹新たなウイルスが
完成する

❶細胞に
くっつき、
侵入する

❷ウイルスの中身の
RNAを放出する

　2020年5月7日、レムデシビルは、主に重症患者を対象として特例承認されました。その後も研究が続けられ、2021年3月には、「すでに挿管や高流量の酸素投与に至った重症例では効果が期待できない可能性が高い」、「そこまでに至らない酸素需要のある症例では有効性が見込まれる」といった知見が出ています。

　このように、薬の情報は研究とともに変化します。新型コロナウイルス感染症の情報は、厚生労働省・国立感染症研究所などのホームページから、常に最新情報の収集を行いましょう。もちろん、「新型コロナウイルスに関連する薬」以外の情報も日々更新されていきます。日頃からの情報収集が大切です。

## 抗ウイルス薬の世界的発見

　現在でもヘルペスの治療に使われているアシクロビルは、ウイルスDNAの複製を阻害する「世界初の抗ウイルス薬」です。1974年、ガートルード・B・エリオンとジョージ・H・ヒッチングスによって開発されました。当時、ウイルスに対する薬は正常な細胞を傷つけると信じられており、開発は不可能だと考えられていました。

　そんな中、エリオンとヒッチングスは「人間の細胞と病原体の細胞の差異」を研究し、「人間の細胞を傷つけることなく、特定の病原体だけに作用する薬」を設計しました。

　この研究はウイルスに対する治療の基盤をつくり、多くの患者を救いました。そして1988年、エリオンとヒッチングスは、「薬物療法における重要な原理の発見」をしたことでともにノーベル生理学・医学賞を受賞しました。

# 鎮痛薬

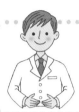

鎮痛薬として一番効果が高い薬は麻薬ですが、この節では、よく使用される鎮痛薬について説明します（chapter 4にて「麻薬とその類似薬」を説明）。これらの知識は、すべての診療科において必要とされます。

## 痛みと身体

痛みは、患者の訴えの中で最も多いものの1つです。痛みが続くと、肉体的にも精神的にも苦痛であり、生活の質（QOL）が低下します。しかし、痛みは悪いことばかりではなく、重要な危険信号でもあります。痛みがなければ、無理をして身体がボロボロになる危険もあります。

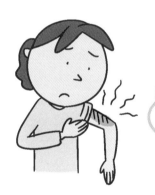

鎮痛薬は、一部の急性炎症を除き、あくまで対症療法です。漫然と投与せず、必要最小限で使用することが大切です。

## アセトアミノフェン

解熱、鎮痛の作用がありますが、一般的にNSAIDs（後述）より劣ります。他の痛み止めと併用することで、より強い鎮痛効果が期待できます。昔から使用されている薬ですが、作用機序は明らかになっていません。

小児から高齢者まで使用できる比較的安全性の高い薬です。そのため、市販薬に配合されているケースも多く、気づかないうちに重複し、大量に服用してしまう危険があります。単剤ではカロ

ナール、コカールなど、配合剤ではPL配合顆粒やSG配合顆粒に、アセトアミノフェンが含まれます。

アセトアミノフェンで最も注意しなければならない副作用に、肝障害があります。添付文書にも、重篤な肝障害が発現する恐れがあるため、1日1500mgを超えて長期投与する場合には、肝機能検査等を実施するように、と明記されています。

# NSAIDs*（非ステロイド性抗炎症薬）の作用機序

NSAIDs（エヌセイズ）は、文字どおりステロイドではない抗炎症薬です。シクロオキシゲナーゼ（COX）に結合し、プロスタグランジン（PG）などの合成を抑制し、解熱・鎮痛の作用を発揮します。

プロスタグランジンに痛みを引き起こす作用はありませんが、痛みを起こすブラジキニンなどの閾値を下げる作用があります。つまり、プロスタグランジンがあることで、痛みを強く感じやすくなってしまいます。

そこで、NSAIDsはプロスタグランジンを産生させないよう抑制し、痛みの閾値を上昇させます。これが、NSAIDsによる鎮痛作用のメカニズムです。

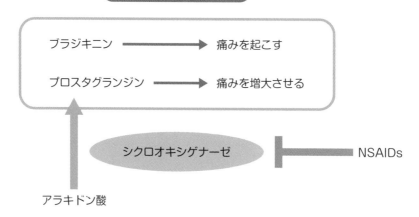

痛みに関係する物質

ブラジキニン　──→　痛みを起こす

プロスタグランジン　──→　痛みを増大させる

シクロオキシゲナーゼ　──｜　NSAIDs

アラキドン酸

| 代表的な医薬品名称 | 一般名称 | 特徴 |
| --- | --- | --- |
| アスピリン | アスピリン | 抗血小板作用があるため、出血に注意が必要。 |
| インテバン | インドメタシン | 作用は強いが、胃腸障害の副作用が多い。 |
| セレコックス | セレコキシブ | 胃腸障害が少ない（選択的COX-2阻害）。 |
| ソランタール | チアラミド | 作用は弱いが、胃腸障害が少ない（塩基性）。 |
| ナイキサン | ナプロキセン | 腫瘍熱に有効とされている。 |
| ニフラン | プラノプロフェン | 点眼薬としても使用される。 |
| ハイペン | エトドラク | ブラジキニンを抑制する。胃腸障害は少ない。 |
| バファリン | アスピリン・ダイアルミネート | アスピリンの胃腸障害を軽減させた製剤。 |
| ブルフェン | イブプロフェン | 市販薬としても幅広く使用されている。 |
| ボルタレン | ジクロフェナク | 作用は強いが、副作用も多い製剤。 |
| ポンタール | メフェナム酸 | 一般的なNSAIDである。 |
| ロキソニン | ロキソプロフェン | 鎮痛作用が強く、胃腸障害を軽減させた製剤。 |

＊ **NSAIDs**　Non-Steroidal Anti-Inflammatory Drugsの略。

## NSAIDsの剤形と特徴

経口薬、外用薬 (湿布、軟膏、ローションなど)、坐薬、点眼薬、注射薬など様々な剤形があります。

湿布はかぶれが生じやすく、軟膏やローションは効果の持続が期待できない場合があります。坐薬や注射薬は、効果発現が早い特徴があります。

## NSAIDsの副作用

胃腸障害は、頻度が高い副作用です。高齢者やNSAIDsを長期間使用している場合は、より注意が必要です。胃部や胸部の不快感、黒色便などの症状が起こっていないか確認しましょう。痛みが

なくても漫然とNSAIDsを服用している場合も多いため、医療者の服薬チェックが大切です。その他、腎障害や浮腫、高血圧にも注意が必要です。

## 神経の異常を抑える薬

神経にあるCaイオンチャネルに作用して、神経の異常興奮を抑えることによって鎮痛作用を発揮します。ミロガバリン (商品名:タリージェ) は、末梢性神経障害性疼痛 (帯状疱疹後の疼痛や糖尿病性神経障害、坐骨神経痛など) に使われます。プレガバリン (商品名:リリカ) は、末梢性神経障害性疼痛に加えて、中枢性神経障害性疼痛 (脳卒中後神経痛、脊髄損傷後疼痛など)、線維筋痛症に伴う疼痛に使われます。

めまいやふらつきの副作用が多く、高齢者には転倒等の注意が必要です。副作用防止の観点から、少量から漸増させながら使用します。

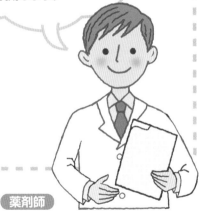

薬剤師

ちょっと豆知識

## ロキソニンによる夜間頻尿の改善

ロキソプロフェン (商品名:ロキソニン) は、夜間頻尿を改善する効果があります。
腎臓の血流量を低下させて「尿の産生を抑制」する作用や、下部尿路の交感神経への作用が、夜間頻尿改善の機序だと考えられています。

夜間の排尿回数が減ることは、睡眠改善に有効です。しかし、保険適応でないことや、消化性潰瘍、小腸・大腸の狭窄・閉塞に注意が必要です。漫然と長期間投与することはオススメできません。

# 電解質輸液

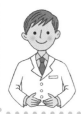

輸液は生命を維持するために、非常に大切な役割を果たします。出血や嘔吐、下痢、絶食による脱水症状など、いろいろな場面で患者の命を守ります。輸液は電解質輸液と栄養輸液に分類されますが、ここでは主に電解質輸液の基礎について理解しましょう。これらの知識は、主に内科や外科において必要とされます。

## 電解質輸液の目的

輸液は、水分や電解質の補給、栄養の補給、血管の確保、病態の治療などを目的に使用されます。この中で最も重要なのは、水分や電解質を補給し、循環血流量の維持、酸塩基平衡の正常化・維持など、**体液を正常な状態に保つ**ことです。

## 輸液の分類

輸液は大きく、電解質輸液、栄養輸液、その他という3種類に分類されます。その中で電解質輸液は、電解質濃度が血漿とほぼ等しい**等張電解質輸液**（細胞外液補充液）と、血漿よりも低い**低張電解質輸液**（維持液類）の2種類に大別されます。

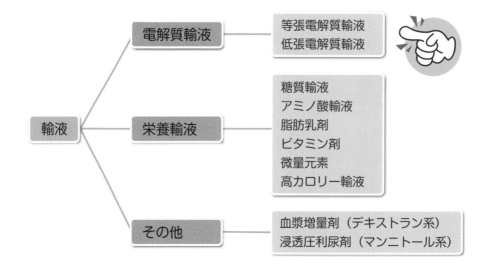

## 体液と脱水（出血）

　体液は、細胞内液（**ICF**＊）、組織間液（**ISF**＊）、血漿（**P**＊）に分類できます。細胞内液以外の組織間液と血漿を合わせて**細胞外液**（**ECF**＊）と呼びま

す。急激な脱水（急性的脱水）や出血が起こった場合、まず細胞外液が失われます。また、脱水症が続く（慢性的脱水）場合、体液全体が失われます。

## 等張電解質輸液

　等張電解質輸液は、細胞外液を増加させる目的で使用されます。急性的な脱水（低張性脱水、等張性脱水）や出血、ショック、腎前性急性腎不全などに用いられます。Naの含有量が多いため、浮腫や高血圧、心不全に注意が必要です。

　等張電解質輸液は、NaとClからなる生理食塩液、より細胞外液に近いリンゲル液、乳酸が加わった乳酸リンゲル液（商品名：ニソリ輸液など）、酢酸リンゲル液（商品名：ヴィーンF輸液など）、重炭酸リンゲル液（商品名：ビカネイト輸液など）などがあります。

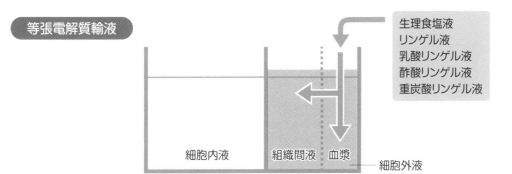

等張電解質輸液

生理食塩液
リンゲル液
乳酸リンゲル液
酢酸リンゲル液
重炭酸リンゲル液

細胞内液　　組織間液　血漿　　──細胞外液

　乳酸リンゲル液、酢酸リンゲル液、重炭酸リンゲル液は、体液をアルカリ化できるため、代謝性アシドーシスの予防の目的で使用されることがあ

ります。また、乳酸リンゲル液、酢酸リンゲル液に糖質を加えた糖加乳酸リンゲル液、糖加酢酸リンゲル液もあります。

等張電解質輸液まとめ

| 生理食塩液 | 血漿と浸透圧が等しく（等張）、NaとClを含む。 |
| --- | --- |
| リンゲル液 | 生理食塩液よりも細胞外液の組成に近い。NaとClに加え、CaとKを含む。 |
| 乳酸リンゲル液 | リンゲル液に乳酸Naを加えた製剤で、体液をアルカリ化できる。 |
| 酢酸リンゲル液 | リンゲル液に酢酸Naを加えた製剤で、体液をアルカリ化できる。 |
| 重炭酸リンゲル液 | リンゲル液に炭酸水素Naを加えた製剤で、体液をアルカリ化できる。 |

＊ ICF　Intracellular Fluidの略。
＊ ISF　Interstitial Fluidの略。
＊ P　Blood Plasmaの略。
＊ ECF　Extracellular Fluidの略。

# 低張電解質輸液

低張電解質輸液は、体液全体を増加させる目的で使用されます。主に慢性的な脱水（高張性脱水）に用いられます。浸透圧が低く低張であるため、細胞外液だけでなく身体のすみずみまで体液を補充することができます。

低張電解質輸液は、開始液（1号）、脱水補給液（2号）、維持液（3号）、術後回復液（4号）に分類できます。医薬品の名称としては、商品名：ソリタ-T1号輸液、KN2号輸液などわかりやすい番号で示されるものが多いです。中には、術後回復液（4号）＝商品名：ソルデム6輸液など、番号が異なるものもあるため注意が必要です。

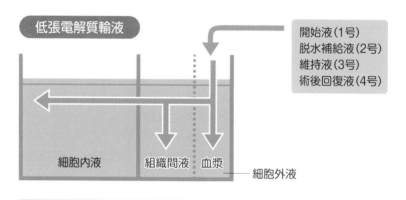

### 低張電解質輸液の特徴

| 開始液（1号） | Kを含まず、ブドウ糖、等張輸液の1/2〜2/3のNaとCl、乳酸を含む。病態不明の脱水に、まず用いる。 |
|---|---|
| 脱水補給液（2号） | 1号液にKを加えた輸液である。総電解質濃度が最も高く、細胞内補充液といわれる。 |
| 維持液（3号） | 約2000〜2500mLの投与で、健常人の水分・電解質の1日必要量を満たす。製剤によっては、エネルギー源としてブドウ糖を増量したものもある。 |
| 術後回復液（4号） | 3号液からKを除いた輸液である。電解質濃度が低く、自由水（細胞内外へ自由に分散する水）が多い。術後、高齢者、乳幼児、小児に使用される。術後回復期よりも、Kを投与したくない場合に使用されることが多い。 |

## 輸液でよくある勘違い

　最初から製剤の選択や速度、投与期間などに明確な答えがあるわけではありません。一般的に、細胞内外の水分量を見極めることは困難です。例えば、病態が不明な急患に1号液を使ったとしても、病態判明後はより適した輸液製剤に速やかに変更する必要があります。つまり、輸液を使用したあとのフォローが大切だということです。

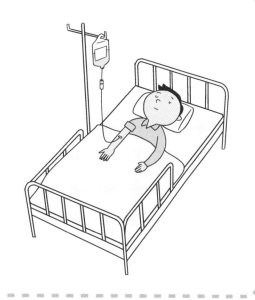

### 末梢静脈栄養と血管外漏出

　以前、「ツインパルはなぜ漏れやすいのか」という質問を受けました。ツインパルとは、アミノ酸、ブドウ糖、電解質を配合した末梢静脈栄養輸液製剤です。

　この製剤には、浸透圧比が高い（濃度が高い）という特徴があります。

　末梢静脈栄養輸液を投与すると、近くの血管や細胞内から水を引っぱり障害を起こします。また、細胞内外の浸透圧が釣り合わず細胞の機能が失われ、血管外漏出が起こると考えられています。10%糖液、維持液、脂肪乳剤も漏出しやすく注意が必要です。

　長期的に使用する場合、静脈炎を避けることは困難です。被害を最小限に抑えるためには、投与速度に注意すること、固定しやすい柔軟な留置針を使用すること、確実に血管内に針先が入っているか確認すること、透明テープを使用し漏出がないか頻繁に確認することが大切です。

# 交感神経と副交感神経

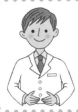

次の昇圧薬、降圧薬、呼吸系作用薬、消化器系作用薬に入る前に、「交感神経と副交感神経の役割と受容体」について理解しましょう。苦手な人が多い生理学の復習ですが、自律神経系に作用する薬の基礎的な部分です。理解できれば、より早く薬を覚えることができます。

## 交感神経と副交感神経

末梢神経は、「自分の意思で動かすことができる体性神経」と「自分の意思ではコントロールできない自律神経」の2つに分けることができます。この中でも、自律神経はさらに交感神経と副交感神経の2つに分けられます。

### 交感神経

交感神経は、**闘争と逃走の神経**と呼ばれています。運動など、身体を活発に活動させるときに交感神経が興奮します。興奮すると、身体は緊張して心臓の鼓動は速くなり、血圧が上がります。相手をよく見るために瞳孔は散大し、呼吸は激しくなります。

交感神経を興奮させる神経伝達物質として、アドレナリンやノルアドレナリンがあります。これらは、α受容体やβ受容体に作用します。つまり、アドレナリンやノルアドレナリンがα受容体やβ受容体に作用することで、運動時のような興奮状態となります。

### 副交感神経

副交感神経は、**交感神経の逆の働き**と考えましょう。食事や睡眠など、身体がゆったりとしているときに強く働きます。食事をしているとき、胃酸がたくさん分泌されて腸の運動は活発になります。

副交感神経を興奮させる神経伝達物質として、アセチルコリンがあります。アセチルコリンはムスカリン（M）受容体に作用します。つまり、アセチルコリンがムスカリン受容体に作用することで、食事や睡眠のようなゆったりした状態になります。

アセチルコリンの作用を阻害する薬が、よく耳にする**抗コリン薬**です。

交感神経が興奮している状態は、「夜道をひとりで歩いている状況」をイメージすると覚えやすいといわれます。

## 自律神経と各臓器

　自律神経系に作用する薬を覚えるために、非常に重要な表です。まずは、「副交感神経が興奮するとどうなるのか」を覚えましょう。興奮によって、多くの平滑筋は収縮します。

　副交感神経刺激は、平滑筋収縮、心機能抑制、消化管機能亢進です。一方、交感神経刺激や抗コリン薬は、**副交感神経刺激の逆**と覚えるとよいでしょう。

| 臓器 | 交感神経興奮 | 副交感神経興奮 |
|---|---|---|
| 気管支平滑筋 | 弛緩（$\beta_2$） | 収縮（$M_3$） |
| 腸管平滑筋 | 弛緩（$\alpha$、$\beta$） | 収縮（$M_3$） |
| 胃腸運動 | 抑制（$\alpha$、$\beta$） | 促進（$M_3$） |
| 排尿筋（膀胱平滑筋） | 弛緩（$\beta_2$） | 収縮（$M_3$） |
| 子宮平滑筋 | 弛緩（$\beta_2$） | 収縮（$M_3$） |
| 毛様体筋 | 弛緩（$\beta_2$） | 収縮（$M_3$） |
| 心機能 | 促進（$\beta_1$） | 抑制（$M_2$） |
| 血管<br>冠血管 | 収縮（$\alpha_1$）＞拡張（$\beta_2$）<br>拡張（$\beta_2$）＞収縮（$\alpha_1$） | 拡張（M） |
| 瞳孔括約筋 | － | 収縮（$M_3$） |
| 瞳孔散大筋 | 収縮（$\alpha_1$） | － |

### 自律神経の主な働き

交感神経と副交感神経がバランスよく働くことが重要

**交感神経**
昼間、心身を活動的に導く
緊張・興奮の神経

**副交感神経**
夜、心身を休息に導く
リラックスの神経

| | | |
|---|---|---|
| 収縮 → | 血管 | ← 拡張 |
| 上昇 → | 血圧 | ← 下降 |
| 速い → | 心拍 | ← ゆっくり |
| 緊張 → | 筋肉 | ← 弛緩 |
| ぜん動抑制 → | 腸 | ← ぜん動促進 |
| 促進 → | 発汗 | ← 抑制 |

出典：サントリー健康情報レポート

# 急変時の昇圧薬

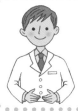

心停止やショック状態では、重症の低血圧が起こります。この際、血圧を上げるために、昇圧薬が使用されます。自律神経と昇圧薬について理解しましょう。これらの知識は、集中治療室や救急外来だけでなく様々な診療科において必要とされます。

## 昇圧薬の作用と主な薬

　昇圧薬を必要とする主な病態はショックですが、その原因は、出血、脱水、アナフィラキシー、敗血症、心筋梗塞、肺塞栓など様々です。ショックの原因をすばやく見極め、治療の開始が遅れな

いようにすることが重要です。昇圧薬を使用すると、末梢血管の収縮、心臓の拍出のどちらか、あるいは両方に作用し、血圧が上昇します。

### 昇圧薬の作用

交感神経 $\alpha_1$ 受容体を刺激

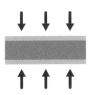

末梢血管の収縮力が増加する

交感神経 $\beta_1$ 受容体を刺激

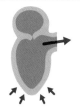

心臓の拍出量が増加する

命を救うための大切な薬です。急変時は時間との勝負なので、しっかりと覚えないといけません。

| 代表的な医薬品名称 | 一般名称 | 特徴 | 使用場面 |
|---|---|---|---|
| ボスミン | アドレナリン | $\beta$ 刺激作用＞$\alpha$ 刺激作用 増量すると、$\alpha$ 刺激作用が出現する。強心、昇圧、気管支拡張作用がある。 | ・気管支喘息<br>・アナフィラキシーショック<br>・心肺蘇生時 |
| ノルアドリナリン | ノルアドレナリン | $\alpha$ 刺激作用＞$\beta$ 刺激作用 昇圧作用は、1〜2分以内に消える。 | ・ショックによる循環不全<br>・敗血症性ショックの第一選択<br>・ドパミン、ドブタミンの効果が不十分なとき |

アドレナリンは、末梢血管の収縮、心臓の拍出の増加に期待して使用されます。さらにβ2受容体への作用があるため、アナフィラキシーショックに対する気管支拡張に用いられます。また、ノルアドレナリンは、心臓に作用する作用（β刺激作用）が弱いことから、通常、心停止時には使いません。

| 代表的な医薬品名称 | 一般名称 | 特徴 | 使用場面 |
| --- | --- | --- | --- |
| イノバン<br>カコージン | ドパミン | 中用量（2〜10μg/kg/分）<br>$\beta_1$刺激作用が優位：心拍出量、心拍数を増加させる。<br>高用量（10〜20μg/kg/分）<br>$\alpha$刺激作用が優位：末梢血管を収縮させる。 | ・急性循環不全<br>・蘇生後の低血圧<br>・徐脈でアトロピンが無効のとき |
| ドブトレックス<br>ドブポン | ドブタミン | 強力な$\beta_1$刺激作用を持つ。ドパミンの4倍の心収縮力増強作用がある。$\alpha$刺激作用や心拍数の増加作用は小さい。 | ・急性循環不全<br>・心拍出量低下状態 |

※昇圧薬の投与量を示す単位は「μg/kg/分」。「μg/kg/分」をγ（ガンマ）と呼ぶこともある。

ドパミンは、投与量（投与速度）によって作用が異なります。低用量では、末梢血管や心臓にほとんど作用しません。ドブタミンは心筋の酸素消費量を増やしにくいため、虚血性心疾患にも使用しやすいとされます。ただし、血圧維持、利尿作用が不十分の場合には、ドパミンまたはノルアドレナリンと併用されます。

## 医薬品の名称がたくさんある理由

　一般名称「ドパミン」の医薬品名（商品名）は、「イノバン」「カコージン」など様々です。例えば、イノバンという名前は、有効成分の作用「心筋の収縮力を高めるinotropic action（変力作用）」に由来します。これらに限らず、同じ成分でも異なる名称の医薬品は数多く存在します。たくさん名称があると、覚えづらく混乱のもとです。しかし、製薬企業は、自社の製品を売らなければ、企業として存続することができません。

　つまり、医師に自社の製品をより多く処方してもらわなくてはなりません。そこで、製品の名称を覚えやすく印象の強いものにする傾向があります。また、製薬企業は、それぞれの得意先があり、競合しながら薬の販売を行うことがあります。このため、同じ成分でもそれぞれの商品名を決めて販売するため、数種類の商品名が生まれるのです。

# 降圧薬

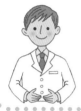

2019年の「国民健康・栄養調査」(厚生労働省) によると、20歳以上の男性の29.9%、女性の24.9%が収縮期血圧140mmHg以上でした。この結果だけでも十分に多いのですが、65～74歳では63%が、75歳以上では74%が「高血圧に罹患している」といった報告もあります。

高血圧は脳卒中 (脳梗塞、脳出血、くも膜下出血など)、心臓病 (冠動脈疾患、心肥大、心不全など)、腎臓病 (腎硬化症など) といった様々な病気を引き起こします。放置すると非常に危険な高血圧、およびその治療薬 (降圧薬) について理解しましょう。これらの知識は、内科をはじめ様々な診療科において必要とされます。

##  高血圧治療の目的

血圧が高くなるほど、生活習慣の改善だけでは血圧を下げることが難しく、降圧薬による治療が必要となります。血圧を適切に管理することは、心臓や脳血管の病気の予防につながります。例えば、収縮期血圧が10mmHgまたは拡張期血圧が5mmHg低下すると、心血管イベントが約20%、脳卒中が30～40%、冠動脈疾患が約20%、心不全が約40%、全死亡が10～15%、それぞれ低下することがわかっています。

高血圧の治療は、「どの種類の降圧薬を使うか」ではなく、「血圧を下げること自体」が有用です。ただ、高血圧のほかに、高齢 (65歳以上)、男性、喫煙、脂質異常症などがあると、心臓や脳血管の病気のリスクが高くなります。これらのリスクを考慮しながら、「まずは生活習慣の改善を行うのか」、「降圧薬を使うべきか」、「目指すべき血圧の数値はどれくらいか」、「どれくらいの期間をかけて血圧を下げていくのか」など、治療方針を考えなければなりません。このように、高血圧の治療では、個人が抱えるリスクや病態を考えながら、個別に判断していく必要があります。

ここでは基本的な考え方として、「高血圧治療ガイドライン2019」(日本高血圧学会) に記載されている**降圧目標**を紹介します。

| 患者の状態 | 診察室血圧<br>(mmHg) | 家庭血圧<br>(mmHg) |
|---|---|---|
| ・75歳未満の成人<br>・脳血管障害患者 (両側頸動脈狭窄や脳主幹動脈閉塞なし)<br>・冠動脈疾患患者<br>・CKD患者 (随時尿0.15g/gCr以上)<br>・糖尿病患者<br>・抗血栓薬服用中の患者 | ＜130/80 | ＜125/75 |
| ・75歳以上の高齢者<br>・脳血管障害患者 (両側頸動脈狭窄や脳主幹動脈閉塞あり、または未評価)<br>・CKD患者 (随時尿0.15g/gCr未満) | ＜140/90 | ＜135/85 |

# カルシウム（Ca）拮抗薬

　Caイオンが血管平滑筋細胞の中に入り込むと、血管（平滑筋）は収縮し血圧が上がります。Caイオンが血管平滑筋細胞の中に入らないように阻害する薬が、カルシウム拮抗薬です。ここで

は、強力な降圧作用を持つジヒドロピリジン系Ca拮抗薬を紹介します。適応となる患者が多いため、幅広く使用されています。

### カルシウム拮抗薬の作用

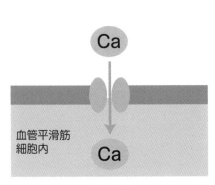

血管収縮

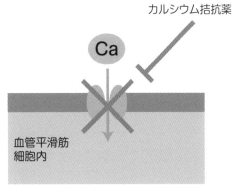

血管弛緩

　冠動脈を含む末梢血管拡張作用、心収縮力の抑制作用、刺激伝導系（心臓の電気刺激）の抑制作用があります。副作用としては、動悸、頭痛、ほてり感、浮腫、歯肉肥厚、便秘などがあります。グレープフルーツ、ダイダイなどの柑橘類で、カルシウム拮抗薬の血中濃度が上がり、副作用が起こる危険があります。

　短時間作用型のCa拮抗薬は、急激な降圧や反射性頻脈が起こり、心事故を増加させる可能性があります。長時間作用型では、予後を悪化させることはありません。以下、代表的なCa拮抗薬（ジヒドロピリジン系）を示します。他のCa拮抗薬は、抗不整脈薬の項で説明します。

| 代表的な医薬品名称 | 一般名称 | 特徴 |
|---|---|---|
| アムロジン<br>ノルバスク | アムロジピン | 半減期が長く、長時間作用する。副作用が少なく、頻繁に使用されている。 |
| ランデル | エホニジピン | 頻脈を起こしにくく、蛋白尿改善作用がある。 |
| アテレック | シルニジピン | 頻脈を起こしにくく、蛋白尿改善作用がある。 |
| アダラートCR | ニフェジピン | 降圧作用・抗狭心症作用が強い。<br>徐放製剤であり、粉砕や嚙み砕いての服用はできない。 |
| ニバジール | ニルバジピン | 冠・脳血管拡張作用が強い。 |
| コニール | ベニジピン | 蛋白尿改善作用がある。 |
| カルブロック | アゼルニジピン | 頻脈を起こしにくく、蛋白尿改善作用がある。 |

## レニン-アンジオテンシン-アルドステロン（RAA*）系

腎臓の傍糸球体細胞からレニンが分泌され、血液中のアンジオテンシノーゲンはアンジオテンシンⅠという物質になります。そして、アンジオテンシンⅠは、アンジオテンシン変換酵素（ACE）によって**アンジオテンシンⅡ**に変換されます。

アンジオテンシンⅡは、全身の動脈を収縮させ、副腎皮質からアルドステロンを分泌させます。アルドステロンはナトリウムを体内にためる作用があります。これにより循環血液量が増加し、心拍出量や末梢血管抵抗が増加します。そして、血圧上昇につながります。

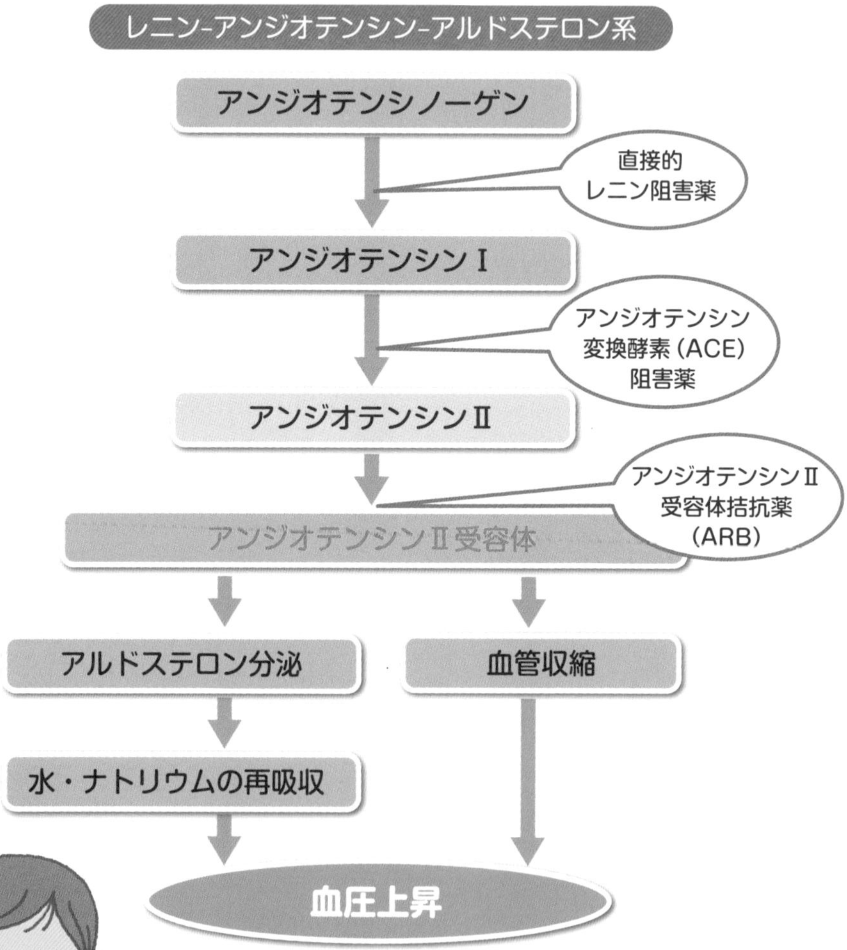

レニン-アンジオテンシン-アルドステロン系

アンジオテンシノーゲン

直接的
レニン阻害薬

アンジオテンシンⅠ

アンジオテンシン
変換酵素（ACE）
阻害薬

アンジオテンシンⅡ

アンジオテンシンⅡ
受容体拮抗薬
（ARB）

アンジオテンシンⅡ受容体

アルドステロン分泌　　　　血管収縮

水・ナトリウムの再吸収

血圧上昇

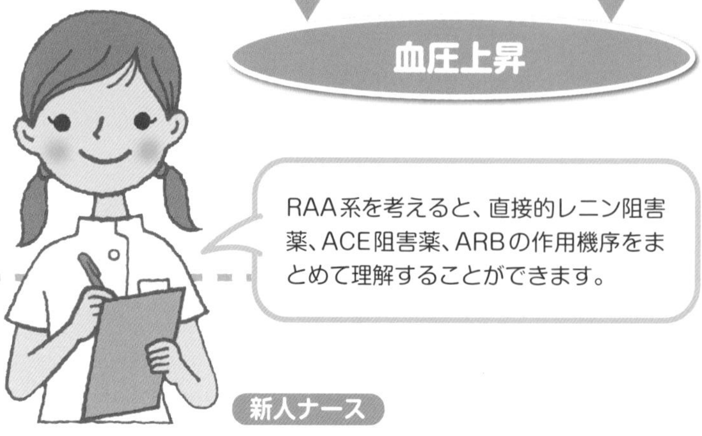

RAA系を考えると、直接的レニン阻害薬、ACE阻害薬、ARBの作用機序をまとめて理解することができます。

新人ナース

* **RAA** Renin-Angiotensin-Aldosteroneの略。

# アンジオテンシン変換酵素（ACE*）阻害薬

アンジオテンシン変換酵素を阻害することで、血圧を上げるアンジオテンシンⅡの産生を抑制します。結果、体内のアンジオテンシンⅡが少なくなり、血圧が下がります。さらに、ブラジキニンの分解を抑制し、血圧を下げる作用もあります。降圧作用に加え、臓器障害の改善・予防が期待できます。

心負荷を軽減させるため、心不全にも有効で、心肥大を改善する効果もあります。副作用としては、高カリウム血症や空咳などがあります。高カリウム血症は、カリウムを排泄する利尿薬と併用することで予防できます。空咳は患者にとっては不快な副作用ですが、咳の誘発は**高齢者の誤嚥性肺炎を防止する**有益な作用といった考え方もあります。

| 代表的な医薬品名称 | 一般名称 | 特徴 |
| --- | --- | --- |
| カプトリル | カプトプリル | 短時間作用型。持続性の徐放製剤もある。 |
| レニベース | エナラプリル | 持続性があり、心不全の適応がある。 |
| セタプリル | アラセプリル | 持続性がある。 |
| アデカット | デラプリル | 持続性がある。 |
| ロンゲス/ゼストリル | リシノプリル | 24時間安定した降圧効果が期待できる。心不全の適応がある。 |
| チバセン | ベナゼプリル | 24時間安定した降圧効果が期待できる。 |
| タナトリル | イミダプリル | 空咳の発現頻度が低い。糖尿病性腎症に適応がある。 |
| コナン | キナプリル | 24時間安定した降圧効果が期待できる。 |
| オドリック | トランドラプリル | 24時間安定した降圧効果が期待できる。 |
| コバシル | ペリンドプリル | 臨床試験のデータが豊富である。血管リモデリングの改善作用がある。 |

## 高血圧治療の本当の意味

降圧薬を使用する目的は、脳卒中、心臓病、腎臓病など、様々な病気を予防することです。そのためには、適切な血圧を維持しなければなりません。しかし、患者に「なぜ血圧を下げなければならないのか」を尋ねてみると、「わからない」とほとんどの方が回答します。多くの患者は、血圧を下げる本当の目的を理解できていません。

ここで、看護師の腕の見せどころです。「高血圧を放置すると、脳卒中、心臓病、腎臓病になりやすくなります。未来のご自身を守るために、薬を飲みましょう」と声をかけましょう。患者との距離が縮まり、よりよい信頼関係につながります。

＊**ACE** Angiotensin Converting Enzymeの略。

# アンジオテンシンⅡ受容体拮抗薬（ARB*）

　血圧を上げる**アンジオテンシンⅡ**が、AT1（アンジオテンシンⅡタイプ1）受容体にくっつかないよう阻害します。血管平滑筋に直接作用するだけでなく、アルドステロンの分泌（ナトリウム、水の再吸収）を抑え、血圧を低下させます。降圧作用は、ACE阻害薬と同等以上であるといわれます。

　ACE阻害薬と同様に、動脈硬化、糖代謝、心肥大、心不全、腎障害に対する予防効果があります。副作用では、高カリウム血症に注意が必要です。ACE阻害薬とは異なり、空咳の副作用はほとんどありません。

| 代表的な医薬品名称 | 一般名称 | 特徴 |
|---|---|---|
| ニューロタン | ロサルタン | 初めて開発されたARBであり、降圧力はやや弱い。尿酸値を下げる作用があり、2型糖尿病性腎症に適応がある。 |
| ブロプレス | カンデサルタン | 適度の降圧力と持続性がある。心不全の適応がある。 |
| ディオバン | バルサルタン | 半減期が非常に短い。 |
| オルメテック | オルメサルタン | 降圧力は高い。特異なにおいがある。コレステロールを改善する作用がある。 |
| ミカルディス | テルミサルタン | 長時間作用する。糖・脂質代謝を改善する作用がある。肝障害患者では、血中濃度が3～4.5倍上昇する報告がある。 |
| アバプロ／イルベタン | イルベサルタン | 腎臓を保護する作用、尿酸値を下げる作用がある。 |
| アジルバ | アジルサルタン | 降圧力は最も強い。長時間作用するため、夜間高血圧に有効。 |

# サイアザイド（チアジド）系利尿薬

　遠位尿細管でNaの再吸収を抑制します。水分はNaとともに移動するため、体内の水分量（循環血液量）が低下し血圧は下がります。副作用としては、低カリウム血症、低ナトリウム血症、高尿酸血症、耐糖能低下、光線過敏症、脂質代謝障害、勃起不全、脱水などがあります。

　サイアザイド系利尿薬の代謝性副作用は、少量（常用量の半分程度）の使用であれば、発現頻度が減少します。類似薬を含む、代表的な医薬品は以下の4種類です。

---

・ヒドロクロロチアジド（商品名：ヒドロクロロチアジド）
・トリクロルメチアジド（商品名：フルイトラン）
・インダパミド（商品名：ナトリックス／テナキシル）…サイアザイド類似薬
・トリパミド（商品名：ノルモナール）…サイアザイド類似薬

---

＊**ARB**　Angiotensin II Receptor Blockerの略。

# 降圧薬の配合剤

　近年、2種類以上の成分を1錠にまとめた配合剤が頻繁に使用されています。配合剤は処方を単純化できるため、患者の飲み忘れを防ぎ、それぞれ単剤で服用するよりも血圧コントロールを改善します。ただし、配合剤は、初期投与すると過度な血圧低下の危険があるため、まずは1剤ないしは2剤の併用から開始します。しばらく服用して用量が固定したあと、配合剤に切り替えることが推奨されています。また、配合剤の薬価は、それぞれの単剤の合計よりも安く設定されているため、医療経済的にもメリットがあります。

## ●ARBとサイアザイド系利尿薬の配合剤

- ・ロサルタン＋ヒドロクロロチアジド（商品名：プレミネント／ロサルヒド）
- ・バルサルタン＋ヒドロクロロチアジド（商品名：コディオ／バルヒディオ）
- ・カンデサルタン＋ヒドロクロロチアジド（商品名：エカード）
- ・テルミサルタン＋ヒドロクロロチアジド（商品名：ミコンビ／テルチア）
- ・イルベサルタン＋トリクロルメチアジド（商品名：イルトラ）

## ●ARBとCa拮抗薬の配合剤

- ・バルサルタン＋アムロジピン（商品名：エックスフォージ／アムバロ）
- ・オルメサルタン＋アゼルニジピン（商品名：レザルタス）
- ・カンデサルタン＋アムロジピン（商品名：ユニシア／カムシア）
- ・テルミサルタン＋アムロジピン（商品名：ミカムロ／テラムロ）
- ・イルベサルタン＋アムロジピン（商品名：アイミクス／イルアミクス）
- ・バルサルタン＋シルニジピン（商品名：アテディオ）
- ・アジルサルタン＋アムロジピン（商品名：ザクラス／ジルムロ）

## ●ARBとサイアザイド系利尿薬とCa拮抗薬の配合剤

- ・テルミサルタン＋ヒドロクロロチアジド＋アムロジピン（商品名：ミカトリオ）

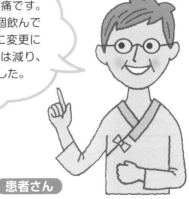

薬を何種類も飲むのは苦痛です。いままでは血圧の薬を2個飲んでいましたが、配合剤1個に変更になりました。服用の負担は減り、飲み忘れも少なくなりました。

患者さん

# β遮断薬

交感神経β受容体は、主に心臓にある$\beta_1$、平滑筋にある$\beta_2$、脂肪細胞にある$\beta_3$があります。$\beta_1$が刺激されると、心筋が収縮し心臓が活性化します。β遮断薬は、主に$\beta_1$の作用を弱め心拍出量を低下させるために使用されます。心拍出量が低下すると血圧が下がります。

β遮断薬の種類によっては、$\beta_1$の遮断作用に加えて、α遮断作用や$\beta_2$遮断作用を有するものがあります。$\beta_2$遮断作用があると、気管支平滑筋が拡張できなくなり、気管支喘息が悪化するため注意が必要です。また、服用を突然中止すると離脱症候群（狭心症や高血圧発作など）が起こる危険性があるため、減らす場合には徐々に減量します。

β遮断薬は、高血圧治療の第一選択薬には含まれていませんが、主要降圧薬として位置づけられています。交感神経活性の亢進が認められる若年者の高血圧や労作性狭心症、心筋梗塞後、頻脈合併例、甲状腺機能亢進症などを含む高心拍出型症例、高レニン性高血圧、大動脈解離などに積極的な適応があります。

| 代表的な医薬品名称 | 一般名称 | 特徴 |
|---|---|---|
| テノーミン | アテノロール | $\beta_1$に選択的に作用する。作用は強い。 |
| メインテート | ビソプロロール | $\beta_1$に選択的に作用する。心不全、頻脈性心房細動に適応がある。 |
| ビソノテープ | | 降圧薬初のテープ製剤。安定した降圧効果がある。 |
| ケルロング | ベタキソロール | $\beta_1$に選択的に作用する。 |
| セロケン／ロプレソール | メトプロロール | $\beta_1$に選択的に作用する。心不全の予後を改善するデータがある。 |
| セレクトール | セリプロロール | $\beta_1$に選択的に作用する。$\beta_2$刺激による血管拡張作用がある。 |
| インデラル | プロプラノロール | $\beta_1$選択性はない。薬物相互作用が多い。 |
| ミケラン | カルテオロール | $\beta_1$選択性はない。心拍数を低下させる作用は弱い。 |
| アロチノロール | アロチノロール | α遮断とβ遮断を併せ持つ（割合は$\alpha : \beta = 1 : 8$）。 |
| アーチスト | カルベジロール | $\alpha_1$遮断とβ遮断を併せ持つ（割合は$\alpha_1 : \beta = 1 : 8$）。糖・脂質代謝を悪化させない。心不全の適応がある。 |

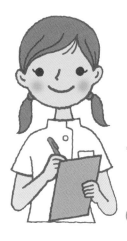

αやβなどの受容体は難しいですが、「自律神経と各臓器」（本文67ページ）を復習しながら、理解を深めましょう。
$\beta_2$を刺激すると、気管支が拡張し、息苦しさが改善します（本文78、79ページに詳細あり）。

新人ナース

## α遮断薬

交感神経末端の血管平滑筋 $\alpha_1$ 受容体を遮断します。$\alpha_1$ が刺激されると、血管平滑筋が収縮し血圧が高くなります。この刺激を遮断することで、血管を広げる薬が**α遮断薬**です。早朝の高血圧に対して、就寝前に投与する方法が用いられています。

$\alpha_1$ 受容体を阻害すると、前立腺が縮小し尿道が広がります。このため、前立腺肥大に伴う排尿障害がある高血圧患者に対して、使用しやすいと考えられています。また、初回に投与する場合は、起立性低血圧によるめまい、動悸、失神の危険があるため、徐々に増やしながら使用します。

長時間作用型のα遮断薬は、反射性頻脈が起こりづらいといった特徴があります。代表的な医薬品は次のとおりです。

・ドキサゾシン（商品名：カルデナリンなど）
・ウラピジル（商品名：エブランチルなど）

## 直接的レニン阻害薬

レニンは酵素の1つであり、レニン-アンジオテンシン-アルドステロン（RAA）系の出発物質であるアンジオテンシノーゲンからアンジオテンシン I へと変化させる物質です。レニン阻害薬であるアリスキレン（商品名：ラジレス）は、レニンの活性部位に直接結合し、その働きを阻害します。

レニンを阻害することで、レニン-アンジオテンシン-アルドステロン系が最初の段階でストップします。レニンが働く部分よりもあとの段階が進まなくなり、アンジオテンシン II の働きが抑制されます。この結果として、血圧が低下します。

糖尿病患者において、アリスキレンとACE阻害薬やARBの併用は、基本的に禁忌です。併用によって、非致死性脳卒中、腎機能障害、高カリウム血症および低血圧のリスク増加が報告されています。

### 高血圧治療成功への鍵

一般的に、高血圧は自覚症状がなく、治療意識は高くありません。血圧は変化しやすいものであり、家庭で血圧を自己測定することが大切です。しかし、この認識もあまり知られていません。長期にわたって血圧を管理するためにも、「高血圧の正しい知識」を多くの患者に伝えましょう。

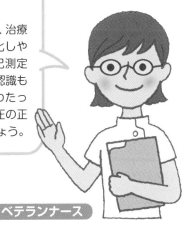

ベテランナース

# 呼吸器系作用薬

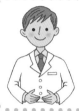

人は呼吸を行い酸素と二酸化炭素を交換し、生命を維持しています。呼吸器系作用薬は、咳嗽、気管支喘息、**COPD** ＊（慢性閉塞性肺疾患）など、呼吸困難を伴う疾患に使用されます。これらの知識は、主に内科（呼吸器）において必要とされます。

## β₂刺激薬

交感神経 $\beta_2$ 受容体が刺激されると、気管支平滑筋が弛緩します。この作用によって、気管支が拡張し呼吸しやすくなります。$\beta_2$ 刺激薬は、長時間作用が持続するLABA、短時間ですばやく効果を発揮するSABAに分類されます。

$\beta_2$ 刺激薬には、手の震え（振戦）の副作用があります。また、$\beta_2$ 刺激薬の中には、$\beta_1$ 刺激作用を持つものが多くあります。$\beta_1$ 受容体は心臓に分布しているため、刺激によって動悸などの副作用が起こります。

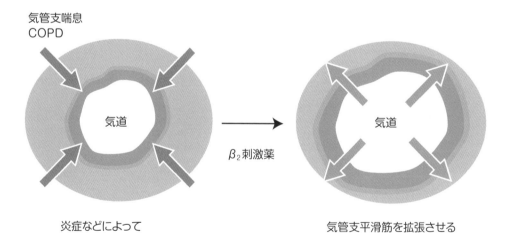

β₂刺激薬の作用

気管支喘息
COPD

気道

β₂刺激薬

気道

炎症などによって

気管支平滑筋を拡張させる

＊ **COPD** Chronic Obstructive Pulmonary Diseaseの略。

### ●LABA＊（長時間作用性β₂刺激薬）

喘息やCOPDを長期的に管理するために使用されます。経口薬、吸入薬、貼付薬など様々な製剤があります。喘息の炎症に対する抗炎症効果はなく、基本的に吸入ステロイドを併用します。

代表的な医薬品として、ツロブテロール（商品名：ホクナリンなど）、ホルモテロール（商品名：オーキシスなど）、サルメテロール（商品名：セレベントなど）、インダカテロール（商品名：オンブレスなど）が使用されています。

### ●SABA＊（短時間作用性β₂刺激薬）

呼吸困難で息苦しくなる場合（発作時）に使用されます。気道の炎症を改善する効果はないため、使用回数が多い場合は他の治療を考慮しなければなりません。

代表的な医薬品として、プロカテロール（商品名：メプチンエアーなど）、サルブタモール（商品名：サルタノールインヘラー、ベネトリン吸入液など）、フェノテロール（商品名：ベロテックエロゾルなど）が使用されています。

## 抗コリン薬

アセチルコリンが、気管支平滑筋のムスカリン（M₃）受容体に作用すると気道が狭くなります。このアセチルコリンの働きを阻害する薬が**抗コリン薬（LAMA＊）**です。代表的な医薬品として、チオトロピウム（商品名：スピリーバ）、グリコピロニウム（商品名：シーブリ）、ウメクリジニウム（商品名：エンクラッセ）、アクリジニウム（商品名：エクリラ）が使用されています。

喘息の治療において、β₂刺激薬（吸入）に比べて気管支拡張作用も弱く、効果発現も遅いため、第一選択薬としては用いられません。しかし、COPDの治療においては、最も優れた気管支拡張作用を示します。これは、COPDの気管支収縮が、主にアセチルコリンによって生じるためです。

抗コリン薬は、口渇、便秘、眼圧上昇、排尿困難などの副作用があります。前立腺肥大や緑内障の患者には、基本的に禁忌です。

緑内障でも「開放隅角緑内障」の患者は、使用できる可能性があります。使用前に眼科の受診が推奨されます。また、前立腺肥大でも排尿困難でない場合には、使用できる可能性があります。

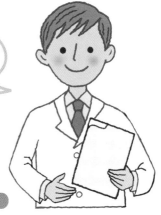

薬剤師

＊ LABA　Long Acting β₂ Agonistの略。
＊ SABA　Short Acting β₂ Agonistの略。
＊ LAMA　Long Acting Muscarinic Antagonist の略。
　　　　　長時間作用性抗コリン薬。

# テオフィリン薬

**テオフィリン**は、気道の炎症を抑える効果と気道を広げる（気管支拡張）効果を併せ持ちます。代表的な医薬品として、徐放製剤のテオフィリン（商品名：テオドール、テオロングなど）、速効性のアミノフィリン（商品名：ネオフィリンなど）が、古くから使用されています。

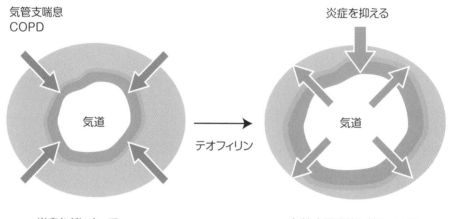

**テオフィリン薬の作用**

気管支喘息
COPD

炎症などによって
気管支平滑筋が収縮する

テオフィリン

炎症を抑える

気管支平滑筋を拡張させる

気道

テオフィリン薬には、安全に使用できる治療域（有効域）が狭いという問題点があります。有効血中濃度が5〜15μg/mLであり、投与量の調節に注意が必要です。投与量が多いと悪心、嘔吐、動悸、頭痛などの副作用が起こります。逆に、投与量が少ないと効果を期待できません。

薬やタバコ、サプリメントとの相互作用によって、血中濃度が増減します。さらに、代謝されるときの個人差も大きいため、TDM（治療薬物モニタリング：薬物血中濃度測定）が行われるなど慎重に使用されます。

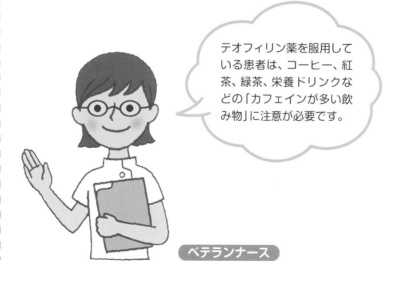

テオフィリン薬を服用している患者は、コーヒー、紅茶、緑茶、栄養ドリンクなどの「カフェインが多い飲み物」に注意が必要です。

ベテランナース

また、テオフィリンやアミノフィリンは、カフェインと似た構造であり、その効果も類似しています。つまり、テオフィリン薬を使用している方がカフェインを多く摂取すると、悪心、嘔吐、動悸、頭痛などの副作用が起こる危険があります。

カフェイン　　　　　テオフィリン　　　　アミノフィリン

# 吸入ステロイド (ICS)

　気管支喘息の原因は気道の炎症です。そのため、吸入ステロイドが積極的に使用されます。気道の炎症があると、少しの刺激で喘息発作が起こるため非常に危険です。効果発現に数日かかりますが、**吸入ステロイド**は喘息治療において非常に重要です。

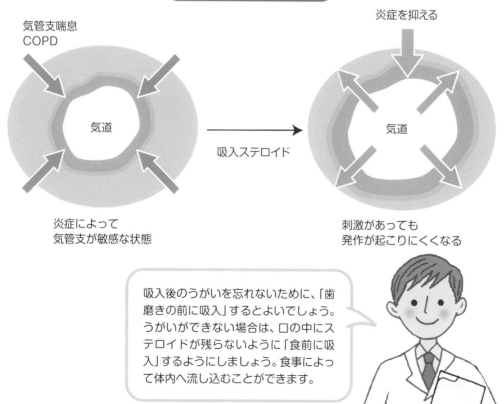

吸入ステロイドの作用

気管支喘息
COPD

気道

吸入ステロイド

炎症を抑える

気道

炎症によって
気管支が敏感な状態

刺激があっても
発作が起こりにくくなる

吸入後のうがいを忘れないために、「歯磨きの前に吸入」するとよいでしょう。うがいができない場合は、口の中にステロイドが残らないように「食前に吸入」するようにしましょう。食事によって体内へ流し込むことができます。

薬剤師

代表的な医薬品として、ベクロメタゾン（商品名：キュバール）、フルチカゾンプロピオン酸エステル（商品名：フルタイド）、フルチカゾンフランカルボン酸エステル（商品名：アニュイティ）、ブデソニド（商品名：パルミコート）、シクレソニド（商品名：オルベスコ）、モメタゾン（商品名：アズマネックス）が使用されています。

吸入ステロイドは、内服のステロイドと比較すると、全身への副作用はほとんどありません。ただし、口腔・咽頭カンジダ症、嗄声（声の枯れ）などを防ぐために、吸入後はうがいをして、喉や口に残った薬を洗い流す必要があります。

吸入ステロイドは、喘息だけでなくCOPDにも使用されます。中程度以上の気流閉塞があり、増悪回数が多いCOPDの場合、吸入ステロイドは増悪回数を減らします。

## 配合吸入剤の一覧

患者にとって、2種類以上の吸入器を使い、1日に複数回吸入することは容易ではありません。吸入の煩雑さは、服薬アドヒアランスを低下させ、呼吸器疾患の治療を難しくする原因でもあります。

配合吸入剤は、単一吸入器で同時に2成分以上を吸入できるため、治療効果の向上に期待できます。

代表的な配合吸入剤は次のとおりです。

| 代表的な医薬品名称 | 一般名称 | 種類 |
|---|---|---|
| アドエア | フルチカゾンプロピオン酸エステル・サルメテロール | ICS + LABA |
| シムビコート | ブデソニド・ホルモテロール | |
| アテキュラ | モメタゾン・インダカテロール | |
| フルティフォーム | フルチカゾンプロピオン酸エステル・ホルモテロール | |
| レルベア | フルチカゾンフランカルボン酸エステル・ビランテロール | |
| ビベスピ | グリコピロニウム・ホルモテロール | LAMA + LABA |
| スピオルト | チオトロピウム・オロダテロール | |
| ウルティブロ | グリコピロニウム・インダカテロール | |
| アノーロ | ウメクリジニウム・ビランテロール | |
| ビレーズトリ | ブデソニド・グリコピロニウム・ホルモテロール | ICS + LAMA + LABA |
| テリルジー | フルチカゾンフランカルボン酸エステル・ウメクリジニウム・ビランテロール | |
| エナジア | モメタゾン・グリコピロニウム・インダカテロール | |

# 消化器系作用薬

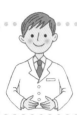

機能性ディスペプシア（FD）や逆流性食道炎、胃炎、胃潰瘍など、消化器系の疾患は様々です。その原因は多彩ですが、薬の働きは難しいものではありません。これらの知識は、主に消化器科、内科において必要とされます。

## 胃腸機能調整薬

胃腸機能調整薬は、胸焼けや吐き気、食欲不振、膨満感などに使用されます。胃腸機能調整薬の多くは、アセチルコリンによって副交感神経を亢進させ、胃腸の動きを活発にします。

### ●ドパミン受容体拮抗薬

ドパミン$D_2$受容体を阻害することで、アセチルコリンの遊離を促進します。さらに、吐き気に関わるCTZと呼ばれる脳内の領域に作用し、制吐作用を発揮します。以下の4種類が使用されます。

| 代表的な医薬品名称 | 一般名称 | 特徴 |
|---|---|---|
| プリンペラン | メトクロプラミド | 脳に移行しやすく、錐体外路症状の出現あり。 |
| ナウゼリン | ドンペリドン | 脳への移行が少ない。 |
| ガナトン | イトプリド | アセチルコリンエステラーゼ阻害作用がある。 |
| ドグマチール | スルピリド | 抗精神病薬としても使用される。 |

### ●選択的セロトニン5-$HT_4$受容体作動薬…モサプリド（商品名：ガスモチン）

5-$HT_4$受容体を刺激することで、アセチルコリンの分泌を促進します。ドパミン$D_2$受容体に作用しないため、錐体外路症状やホルモン系の副作用を回避できます。

### ●アセチルコリンエステラーゼ阻害薬…アコチアミド（商品名：アコファイド）

アセチルコリンを分解する酵素であるアセチルコリンエステラーゼを阻害し、アセチルコリンの量を増やします。機能性ディスペプシアに対して、世界で初めて適応を取得した薬です。食後に服用すると血中濃度が下がるため、食前に服用します。

### ●オピアト作動薬…トリメブチン（商品名：セレキノン）

消化器のオピオイド受容体に作用します。消化管の運動亢進時は抑制し、運動低下時は促進するよう働きます。つまり、胃腸の動きを正常な状態へ調節する薬です。

# 攻撃因子抑制薬（酸分泌抑制薬）

アセチルコリン、ヒスタミン、ガストリンが胃壁細胞を刺激することによって、胃酸が分泌されます。胃酸やペプシンは、胃・十二指腸を攻撃する体内の因子です。胃酸が過剰であるなどの異常を放置すると、粘膜を傷つけ、消化性潰瘍や逆流性食道炎の原因となります。

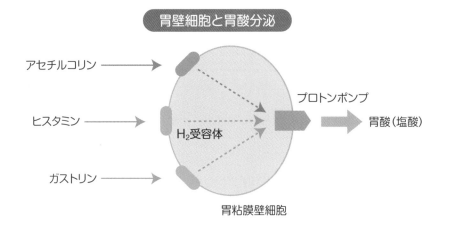

胃壁細胞と胃酸分泌

アセチルコリン

ヒスタミン　　　　　$H_2$受容体

ガストリン

プロトンポンプ

胃酸（塩酸）

胃粘膜壁細胞

## ●$H_2$受容体拮抗薬（$H_2$ブロッカー）

ヒスタミンが作用する$H_2$受容体を阻害（ブロック）し、胃酸分泌を抑えます。胃への攻撃因子である胃酸を抑えることで、消化性潰瘍や逆流性食道炎、胃炎などの症状を改善します。

| 代表的な医薬品名称 | 一般名称 | 特徴 |
|---|---|---|
| ガスター | ファモチジン | 適度で持続的な胃酸分泌抑制作用。胃粘膜血流を増加させ、防御因子を増強する。 |
| ザンタック | ラニチジン | 胃酸およびペプシン分泌抑制作用。 |
| タガメット | シメチジン | 胃酸およびペプシン分泌抑制作用。 |
| アルタット | ロキサチジン | 胃酸およびペプシン分泌抑制作用。胃粘液増加などにより、防御因子を増強する。 |
| アシノン | ニザチジン | 胃酸およびペプシン分泌抑制作用。消化管運動・唾液分泌促進作用。 |
| プロテカジン | ラフチジン | 胃酸分泌抑制作用に加え、胃粘膜血流増加、粘液増加によって、防御因子を増強する。 |

副作用は比較的少ないです。しかし、高齢者は生理機能が低下しているため、認知機能低下やせん妄などを起こすことがあります。

## ●プロトンポンプ阻害薬（PPI＊）

　胃酸分泌の最終段階である**プロトンポンプ**を阻害し、胃酸分泌を強力に抑えます。H₂ブロッカーよりも酸分泌抑制効果が高く、消化性潰瘍や逆流性食道炎の第一選択です。比較的高価な薬であり、胃潰瘍では8週間、十二指腸潰瘍では6週間など、疾患によって投与制限があります。

　・オメプラゾール（商品名：オメプラール／オメプラゾンなど）
　・ランソプラゾール（商品名：タケプロンなど）
　・ラベプラゾール（商品名：パリエットなど）
　・エソメプラゾール（商品名：ネキシウム）

　上記4種類が従来のPPIであり、効果が高く、現在も頻繁に使用されています。しかし、効果が最大になるまでに数日間かかること、個人差があること、胃酸に不安定なので腸で溶ける製剤である、といった弱点がありました（腸で溶ける製剤は、基本的に粉砕できません）。

　2015年、ボノプラザン（商品名：タケキャブ）が発売されました。ボノプラザンは**カリウムイオン競合型アシッドブロッカー（P-CAB）**と呼ばれます。作用は、プロトンポンプを阻害し、胃酸分泌を超強力に抑えます。効果が早く、個人差が少なく、胃酸にも安定という強みがあります。

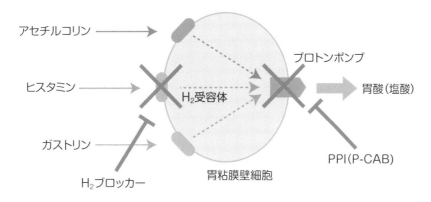

胃壁細胞と胃酸分泌

アセチルコリン

ヒスタミン　　　　H₂受容体

ガストリン

H₂ブロッカー

プロトンポンプ

胃酸（塩酸）

PPI（P-CAB）

胃粘膜壁細胞

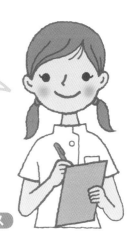

　胃酸が過剰になると胃に負担がかかります。胃酸は、アルコール、カフェイン、油もの、刺激物によって増えるといわれます。食事にも気をつけましょう。

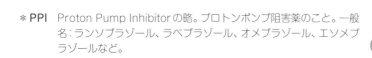

新人ナース

＊PPI　Proton Pump Inhibitorの略。プロトンポンプ阻害薬のこと。一般名：ランソプラゾール、ラベプラゾール、オメプラゾール、エソメプラゾールなど。

## 防御因子増強薬

　胃の粘膜血流増加や粘液分泌増加などによって、胃を保護する薬です。$H_2$ブロッカーやPPIに比べると効果は高くありませんが、併用することで治療効果が高まります。

| 代表的な医薬品名称 | 一般名称 | 特徴 |
|---|---|---|
| アルサルミン | スクラルファート | 粘膜保護に加え、胃酸・ペプシンの活性を抑制する。アルミニウム含有のため、併用注意の薬が多い。長期投与・腎障害患者は、アルミニウム脳症など注意。 |
| ガストローム | エカベト | 粘膜保護に加え、ペプシンの活性を抑制する。 |
| ムコスタ | レバミピド | 粘膜保護に加え、活性酸素抑制など多くの作用がある。 |
| セルベックス | テプレノン | 空腹時だと血中濃度が低下するため、食後に投与する。 |
| アルロイドG | アルギン酸 | 粘膜保護に加え、止血作用がある。 |
| プロマック | ポラプレジンク | 粘膜保護に加え、抗酸化作用がある。亜鉛が含まれるため、味覚障害にも使用される。 |
| ガスロンN | イルソグラジン | 粘膜保護に加え、抗炎症作用がある。 |

column

## ピロリ菌の偽陰性化と薬

　近年、ピロリ菌の除菌が頻繁に行われています。ピロリ菌感染診断法は数種類あり、「尿素呼気試験」が最も信頼度が高いといわれています。ピロリ菌は「ウレアーゼ（尿素を分解する酵素）活性」を有しており、胃の中で尿素を分解しアンモニアと二酸化炭素を生成します。

　尿素呼気試験では、このウレアーゼ活性を活かして、ピロリ菌に感染しているか否かの診断を行います。ただし、薬の中にはウレアーゼ活性を抑えるものがあり、ピロリ菌に感染しているにもかかわらず「ピロリ菌がいない」（偽陰性）と判定される場合があります。

　特にPPIには注意が必要であり、使用されていると30〜40%が偽陰性の判定になるといわれます。診断前には、少なくとも2週間の休薬が求められます。また、PPI以外にも抗生物質やエカベトナトリウム（防御因子増強薬）などで、偽陰性を生じる可能性があるため注意が必要です。

# 中枢神経作用薬

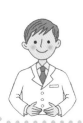

抗精神病薬、抗うつ薬、気分安定薬、抗不安薬など、中枢神経に作用する薬は様々です。効果よりも副作用が先に出る場合が多く、患者を治療に参加させることが大切です。また、急激な服用中止により、悪性症候群などの危険な副作用を引き起こすことがあります。注意するべき中枢神経用薬について理解しましょう。これらの知識は、主に心療内科、内科において必要とされます。

## 中枢の神経伝達物質

　脳からの指令は脊髄を通り、末梢神経へと伝達されます。このとき中枢では、様々な神経伝達物質のやり取りが行われます。この神経伝達物質として、ノルアドレナリン、セロトニン、ドパミン、アセチルコリンがあります。

| 神経伝達物質 | 神経伝達物質の働き |
|---|---|
| ノルアドレナリン (NA) | ・神経の興奮に関与。<br>・意欲、不安、恐怖と関係。<br>・集中力や記憶力を高める。 |
| セロトニン (5-HT) | ・精神を安定させる作用を持つ。<br>・食欲や体温調節、運動、睡眠など様々な身体の機能に関与。 |
| ドパミン (DA) | ・快感や学習、意欲に関わる。<br>・脳の覚醒や集中力を高める。 |
| アセチルコリン (ACh) | ・学習、記憶に関わる。<br>・眠りや目覚めにも関与。 |

　神経細胞は、細胞体、軸索、神経終末などでできています。細胞体から出された信号が軸索を通って神経終末にたどりつくと、神経伝達物質が放出されます。この神経伝達物質が向かい側（下流）にある受容体にくっつくことで、様々な情報が伝達されます。

　神経伝達物質が過剰だと、統合失調症などの異常が起こります。そこで、薬を使用し、受容体を阻害することで、過剰な伝達が起こらないようにすることができます。ドパミンが過剰になると幻覚や妄想が起こるため、ドパミン受容体を阻害して、幻覚や妄想を抑えます。

統合失調症の原因は、ドパミンだけでなく、セロトニンやグルタミン酸、GABAなどの神経伝達物質も関係していると考えられています。しかし、詳しい原因は明らかになっておらず、薬での治療は症状の緩和を主な目的としています。

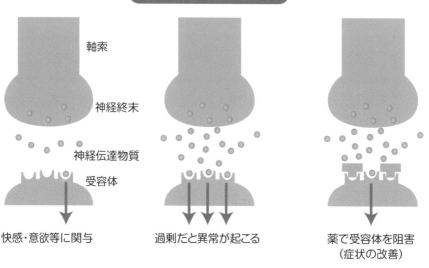

神経伝達物質と受容体

軸索

神経終末

神経伝達物質

受容体

快感・意欲等に関与 　　過剰だと異常が起こる 　　薬で受容体を阻害
　　　　　　　　　　　　　　　　　　　　　　　　　　　（症状の改善）

# 抗精神病薬

神経伝達物質が複雑に絡み合い、脳の機能が保たれています。脳内において、ドパミンが過剰になると、統合失調症が起こると考えられています。統合失調症の症状としては、**陽性症状**（幻覚、妄想、幻聴、異常行動）と**陰性症状**（自閉、意欲の減退、無関心）があげられます。これらの症状を改善するために、定型抗精神病薬や非定型抗精神病薬が用いられます。

### ●定型抗精神病薬

主に脳内のドパミンが過剰に働きすぎないようにするための薬です。どの薬もドパミン受容体（$D_2$）を阻害する作用を持ち、統合失調症の陽性症状を抑える目的で使用されます。中には、統合失調症の陰性症状、躁病、不安・緊張、不眠に対して使用されるものもあります。

副作用としては、$D_2$阻害作用による錐体外路症状（手足が動かしづらい、振戦など）や高プロラクチン血症（乳汁分泌など）、$\alpha_1$阻害作用による起立性低血圧、抗コリン作用による口渇、便秘、眠気などに注意が必要です。

| 代表的な医薬品名称 | 一般名称 | 特徴 |
|---|---|---|
| ウインタミン／コントミン | クロルプロマジン | 鎮静作用が強く、抗コリン作用や抗$\alpha_1$作用がある。躁病、不安・緊張・抑うつにも使用される。 |
| ヒルナミン／レボトミン | レボメプロマジン | 鎮静作用が強く、抗コリン作用や抗$\alpha_1$作用がある。躁病、うつ病における不安・緊張にも使用される。 |
| ピーゼットシー／トリラホン | ペルフェナジン | 中力価である。他の定型抗精神病薬と比較し、錐体外路症状が少ない。 |
| セレネース | ハロペリドール | 抗幻覚妄想作用が強い。躁病にも使用される。抗コリン作用は弱いが、錐体外路症状や高プロラクチン血症が起こりやすい。 |
| ドグマチール | スルピリド | 胃・十二指腸潰瘍の治療効果がある。低用量（50〜150mg）では抗うつ作用、高用量（300mg以上）では抗精神病作用がある。脳内へ移行しづらく、高プロラクチン血症が起こりやすい。 |

定型抗精神病薬は、従来から長年使用されてきた薬です。統合失調症の陽性症状に対して、非常によく効くといわれます。しかし、副作用が強いことが問題です。

新人ナース

# 非定型抗精神病薬

　統合失調症の第一選択薬は、以下の非定型抗精神病薬です。これらの薬は、定型抗精神病薬よりも陰性症状に対する効果が期待でき、錐体外路症状の副作用が少ない特徴があります。しかし、高用量では錐体外路症状の危険性は高まります。体重増加、血糖上昇、脂質異常症が起こることもあるため、注意が必要です。

## ●非定型抗精神病薬：セロトニン・ドパミン遮断薬（SDA[*]）

　セロトニンとドパミンを遮断する薬で、抗幻覚妄想作用が強い特徴があります。

＊ **SDA**　Serotonin-Dopamine Antagonistの略。

| 代表的な医薬品名称 | 一般名称 | 特徴 |
|---|---|---|
| リスパダール | リスペリドン | 非定型抗精神病薬の中では、錐体外路症状などが起こりやすい。体重増加や血糖上昇の副作用は少ない。液剤は効果発現が早いが、苦味に注意が必要。 |
| インヴェガ | パリペリドン | リスペリドンの代謝産物。徐放製剤のため、効果発現は遅く、副作用は少ないとされる。 |
| ゼプリオン | パリペリドンパルミチン酸エステル | リスペリドンの代謝産物。4週間に1回の投与が可能な持続性の注射製剤である。 |
| ルーラン | ペロスピロン | セロトニンとドパミンを遮断する。抗幻覚妄想作用に加え、抗不安作用がある。錐体外路症状や高プロラクチン血症は起こりにくい。 |
| ロナセン | ブロナンセリン | ドパミンをより選択的に遮断するため、錐体外路症状が比較的起こりやすい。脳内へ移行しやすく、高プロラクチン血症が起こりにくい。 |
| ラツーダ | ルラシドン | 抗コリン作用、抗ヒスタミン作用が少なく、体重増加を起こしづらい。アカシジアの副作用には注意が必要である。 |

## ●非定型抗精神病薬：多元受容体作用抗精神病薬（MARTA*）

　セロトニンとドパミンに加え、ヒスタミン、アセチルコリン、アドレナリンなど多くの受容体に作用する薬です。錐体外路症状や高プロラクチン血症は少ないとされますが、体重増加や血糖上昇に注意が必要です。

| 代表的な医薬品名称 | 一般名称 | 特徴 |
|---|---|---|
| ジプレキサ | オランザピン | 催眠効果が強く、双極性障害に対する作用がある。糖尿病の患者には禁忌。ザイディス錠は、口の中ですぐに溶けるため、唾液のみで服薬可能。糖尿病の患者には禁忌。 |
| セロクエル | クエチアピン | 催眠効果や抗不安作用が強い。陽性症状への作用は弱いとされる。糖尿病の患者には禁忌。 |
| シクレスト | アセナピン | 抗精神薬で初めての舌下錠。舌下投与後10分間は飲食を避ける必要がある。高血糖や糖尿病の悪化に注意が必要。 |
| クロザリル | クロザピン | 治療抵抗性統合失調症の治療に推奨される。どの抗精神病薬よりも強力に作用する。錐体外路症状は少ないが、無顆粒球症や血糖上昇が起こりやすい。 |

＊ MARTA　Multi-Acting Receptor Targeted Antipsychoticsの略。
＊ DPA　　Dopamine Partial Agonistの略。
＊ SDAM　Serotonin-Dopamine Activity Modulatorの略。

### ●非定型抗精神病薬：ドパミン部分作動薬（DPA*）

ドパミンが過剰であるときは、受容体を阻害するように働きます。しかし、ドパミンの作用が低下しているときは、作動薬（刺激薬）として働くと考えられています。

| 代表的な医薬品名称 | 一般名称 | 特徴 |
| --- | --- | --- |
| エビリファイ | アリピプラゾール | ドパミンを遮断しすぎないため、錐体外路症状や高プロラクチン血症は起こりにくい。鎮静作用が弱く、体重増加や血糖上昇は起こりにくい。 |

### ●非定型抗精神病薬：セロトニン-ドパミン アクティビティ モジュレーター（SDAM*）

ドパミン$D_2$受容体およびセロトニン5-HT$_{1A}$受容体に強く結合して部分作動薬として働き、セロトニン5-HT$_{2A}$受容体には遮断薬として働きます。

| 代表的な医薬品名称 | 一般名称 | 特徴 |
| --- | --- | --- |
| レキサルティ | ブレクスピプラゾール | アリピプラゾールに比べ、強力なセロトニン系への作用を示し、ドパミン$D_2$受容体に対する刺激作用は弱い。 |

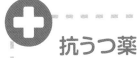

# 抗うつ薬

うつ病のメカニズムは研究途中ですが、一説にはセロトニン、ドパミン、ノルアドレナリンなどの神経伝達物質の活性低下によるものだと考えられています。つまり、脳内の神経伝達物質が足りないというイメージです。薬によって、脳内の神経伝達物質を増やし治療します。

24歳以下の患者において、抗うつ剤投与によって自殺念慮、自殺企図のリスクが増加する報告があるため、慎重に使用しなければなりません。

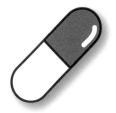

### ●三環系抗うつ薬、四環系抗うつ薬

神経終末におけるノルアドレナリンやセロトニンの再取り込みを阻害します。この再取り込みを阻害すると、ノルアドレナリンやセロトニンは神経終末へ戻ることができなくなります。つまり、下流の受容体（シナプス後部）に作用できる量が増加します。

これらの抗うつ薬は、ノルアドレナリンやセロトニンだけでなく、ヒスタミン、アセチルコリンにも関わるため、副作用が多い特徴があります。

**三環系抗うつ薬**は、治療効果が高く臨床に欠かせない抗うつ薬です。しかし、副作用が多く、過量服用は命に関わるため、慎重に使用しなければなりません。

代表的な医薬品として、クロミプラミン（商品名：アナフラニールなど）、ノルトリプチリン（商品名：ノリトレンなど）、アミトリプチリン（商品名：トリプタノールなど）、アモキサピン（商品名：アモキサンなど）、イミプラミン（商品名：トフラニールなど）が使用されています。

## 神経伝達物質の再取り込み阻害

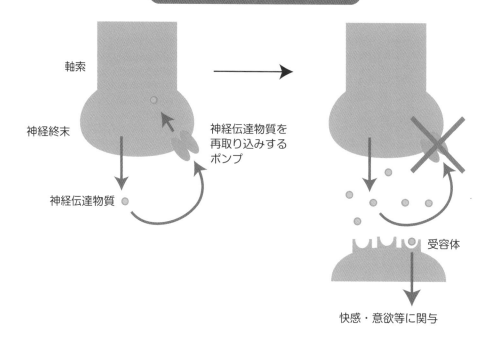

軸索

神経終末

神経伝達物質を
再取り込みする
ポンプ

神経伝達物質

受容体

快感・意欲等に関与

**四環系抗うつ薬**は、三環系抗うつ薬よりマイルドだと考えられています。効果は劣りますが、副作用は比較的少ないと考えられています。

代表的な医薬品として、ミアンセリン（商品名：テトラミドなど）、マプロチリン（商品名：ルジオミールなど）、セチプチリン（商品名：テシプールなど）が使用されています。

## 神経伝達物質と症状

ノルアドレナリン

セロトニン

覚醒
興味・判断力

不安
いらいら

衝動性

気分
感情
認知機能

意欲

性欲
攻撃性

食欲・気力

ドパミン

### ●選択的セロトニン再取り込み阻害薬（SSRI*）

神経終末において、セロトニンのみを選択し再取り込みを阻害します。つまり、他の神経伝達物質にはほとんど作用せず、セロトニンのみ量を増やすことができます。抗うつ効果はマイルドで、治療域も広く安全性が高いため、第一選択薬として使用されます。

強迫性障害、社交不安障害（対人恐怖症）、パニック障害、過食症などに効果が期待できます。抗コリン作用は比較的少ないと考えられています。副作用としては、眠気、吐き気などの消化器症状が多くみられます。

代表的な医薬品として、フルボキサミン（商品名：ルボックス、デプロメールなど）、パロキセチン（商品名：パキシルなど）、セルトラリン（商品名：ジェイゾロフトなど）、エスシタロプラム（商品名：レクサプロ）が使用されています。

### ●選択的セロトニン・ノルアドレナリン再取り込み阻害薬（SNRI*）

神経終末において、セロトニンとノルアドレナリンの再取り込みを阻害します。つまり、セロトニンとノルアドレナリンの量を増やすことができます。抗うつ効果はマイルドで、SSRIよりも意欲改善に効果が期待できます。

抗うつ効果に加え、腰痛など慢性疼痛の適応があります。抗コリン作用は比較的少ないと考えられています。副作用としては、眠気、吐き気などの消化器症状、血圧上昇などが多くみられます。

代表的な医薬品として、ミルナシプラン（商品名：トレドミンなど）、デュロキセチン（商品名：サインバルタ）、ベンラファキシン（商品名：イフェクサー）が使用されています。

### ●セロトニン再取り込み阻害・セロトニン受容体調節薬

神経終末において、セロトニンの再取り込みを阻害し、セロトニンの量を増加させます。加えて、セロトニン受容体調節作用によって、セロトニン、ノルアドレナリン、ドパミン、アセチルコリン、ヒスタミンの遊離促進に関与します。

他の主要な抗うつ薬と比較して、効果が高く、服用しやすかったという報告もあります。副作用としては、眠気や吐き気などの消化器症状が多くみられます。代表的な医薬品として、ボルチオキセチン（商品名：トリンテリックス）が使用されています。

### ●ノルアドレナリン・セロトニン作動薬（NaSSA*）

ノルアドレナリンとセロトニンの放出を促進します。つまり、ノルアドレナリンとセロトニンの量を増やすことができます。効果発現が比較的早く、強力な抗うつ効果が期待できます。

副作用として、消化器症状は少なく、眠気や体重増加が多くみられます。代表的な医薬品として、ミルタザピン（商品名：リフレックス、レメロン）が使用されています。

* SSRI　Selective Serotonin Reuptake Inhibitorの略。
* SNRI　Serotonin Noradrenaline Reuptake Inhibitorの略。
* NaSSA　Noradrenergic and Specific Serotonergic Antidepressantの略。

## 抗うつ薬の注意点

うつ病の治療では、安易に薬を投与してはいけません。まずは、休養と環境の調節が非常に大切です。抗うつ薬は、効果発現までに2週間程度かかります。その間も、吐き気などの副作用は出る可能性があります。

つまり、患者としては、症状は改善しないのに副作用だけが起こっている状態です。効果は徐々に出てきて、副作用は徐々に慣れていくことを伝え、治療の脱落を防ぎましょう。不安が強い患者には抗不安薬を使用することもあります。

薬の効果としては、イライラ感や不安感が先に改善し、続いて憂うつな気分が改善します。症状が改善しても、最低8か月は薬を投与し続け、2～3か月かけてゆっくりと薬を減らしていきます。急に薬を減らすと、離脱症状が起こる危険性があるため注意が必要です。

## 危険な悪性症候群

中枢神経系作用薬の副作用の中で、発症頻度は0.07～2.2%と少ないですが、重篤なものとして「**悪性症候群**」があります。

悪性症候群は、薬の投与量の急激な変化や、脱水、低栄養、疲弊、感染などが要因だと考えられています。発症すると、錐体外路症状、高熱（37.5度以上）、発汗、頻脈、意識障害、白血球増加、腎不全などを起こし、死に至ることもあります。

悪性症候群の多くは、1週間以内に急激な症状の変化を示すといわれます。抗精神病薬などの中枢神経系作用薬を服用、減薬、中止したあとは特に注意が必要です。急な高熱や発汗、神経系の症状などが認められる場合は、悪性症候群を疑いましょう。

# 抗不安薬

　抗不安薬と睡眠薬のほとんどは、ベンゾジアゼピン（BZD）系およびその類似化合物です。この中で、抗不安作用がより強いものを**抗不安薬**、催眠作用が強いものを**睡眠薬**と呼びます。

　これらの薬は、ベンゾジアゼピン受容体に結合し、神経伝達物質のγ-アミノ酪酸（GABA）の作用を強めます。そして、鎮静、催眠、抗不安、抗痙攣作用を発揮します。抗不安薬は、抗不安作用の強さと作用時間によって分類されます。

| 代表的な医薬品名称 | 一般名称 | 作用の強さ | 半減期（目安） |
|---|---|---|---|
| グランダキシン | トフィソパム | 弱 | 3〜6時間程度 |
| リーゼ | クロチアゼパム | 弱 | 3〜6時間程度 |
| コレミナール | フルタゾラム | 中 | 3〜6時間程度 |
| デパス | エチゾラム | 中 | 3〜6時間程度 |
| ソラナックス/コンスタン | アルプラゾラム | 中 | 8〜20時間程度 |
| ワイパックス | ロラゼパム | 強 | 8〜20時間程度 |
| レキソタン | ブロマゼパム | 強 | 8〜20時間程度 |
| セレナール | オキサゾラム | 弱 | 20〜100時間程度 |
| レスミット | メダゼパム | 弱 | 20〜100時間程度 |
| バランス/コントール | クロルジアゼポキシド | 弱 | 20〜100時間程度 |
| エリスパン | フルジアゼパム | 中 | 20〜100時間程度 |
| メレックス | メキサゾラム | 中 | 20〜100時間程度 |
| メンドン | クロラゼプ酸二カリウム | 中 | 20〜100時間程度 |
| セルシン/ホリゾン | ジアゼパム | 中 | 20〜100時間程度 |
| セパゾン | クロキサゾラム | 強 | 20〜100時間程度 |
| リボトリール/ランドセン | クロナゼパム | 強 | 20〜100時間程度 |
| メイラックス | ロフラゼプ酸エチル | 中 | 100時間以上 |
| レスタス | フルトプラゼパム | 強 | 100時間以上 |

短時間型　　中時間型　　長時間型　　超長時間型

　抗不安薬は頻繁に使用されますが、依存性が問題となるため漫然と使用すべきではありません。必要最小量を短く使用することが原則です。作用時間（半減期）の短い薬ほど依存性が高いため、長期間の使用では「半減期の長い薬」を選択します。

　半減期が長い抗不安薬は、24時間以上「薬が身体の中に存在している状態」です。では、次の日も「ずっと眠たい状態が続くの？」と思われがちですが、人の身体はうまくできています。脳には「強力な覚醒機構」が備わっており、この機構によって朝、きちんと目覚めることができます。

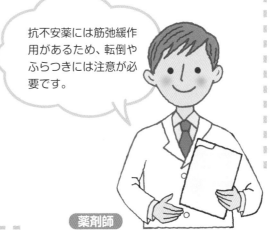

抗不安薬には筋弛緩作用があるため、転倒やふらつきには注意が必要です。

薬剤師

# 睡眠薬

睡眠薬（ベンゾジアゼピン系およびその類似化合物）の作用時間（半減期※）と特徴を以下に示します。超短時間・短時間型は、翌朝まで効果が残る危険はほとんどありません。中時間型、長時間型は、翌朝の眠気が起こりやすい半面、中途覚醒への効果や日中の抗不安作用が期待できます。

| 代表的な医薬品名称 | 一般名称 | 半減期（時間） | 特徴 |
|---|---|---|---|
| マイスリー | ゾルピデム | 2.1 | 脱力や転倒の副作用が少ない。 |
| ハルシオン | トリアゾラム | 2.9 | 高用量で、異常な攻撃性行動、興奮や、飲酒で異常行動等の報告がある。 |
| アモバン | ゾピクロン | 3.7 | 筋弛緩作用弱い。苦味が強い。 |
| ルネスタ | エスゾピクロン | 5.1 | 筋弛緩作用や依存性は少ない。苦味がある。 |
| レンドルミン | ブロチゾラム | 7 | 抗不安作用がある。 |
| エバミール／ロラメット | ロルメタゼパム | 11 | 筋弛緩作用は弱い。抗不安作用がある。薬物相互作用が少なく、肝障害や高齢者にも使いやすい。 |
| リスミー | リルマザホン | 11 | 筋弛緩作用は弱い。 |
| サイレース | フルニトラゼパム | 24 | 強力な睡眠作用がある。睡眠薬を利用した犯罪に使用される。（アメリカへの持ち込み禁止） |
| ユーロジン | エスタゾラム | 24 | 強く安定した睡眠作用がある。 |
| ベンザリン／ネルボン | ニトラゼパム | 27 | 筋弛緩作用がある。てんかんにも使用される。 |
| ドラール | クアゼパム | 37 | 筋弛緩作用は弱い。食後の服用は効果が強くなるため避ける必要がある。 |
| ソメリン | ハロキサゾラム | 24〜 | 睡眠導入作用はニトラゼパムと同程度である。 |
| ダルメート | フルラゼパム | 24〜 | 抗不安作用がある。 |

※半減期は、投与量や個人差があるため、目安とする。

超短時間型　短時間型　中時間型　長時間型

## ●その他の睡眠薬

スボレキサント（商品名：ベルソムラ）やレンボレキサント（商品名：デエビゴ）は、脳の興奮や覚醒に関わる物質（オレキシン）の受容体を遮断することによって、睡眠を促します。筋弛緩作用が少ないため転倒のリスクが少なく、認知機能への影響も少ないといった特徴があります。また、ラメルテオン（商品名：ロゼレム）は、メラトニン受容体に作用し、体内時計を改善させます。効果発現までに時間がかかりますが、安全性は高いです。

## 抗不安薬と睡眠薬の注意点

これらの薬を急に中止すると、不安や焦燥感が増したり、不眠が悪化する危険があります。そのため、急に休薬せず、数週間かけてゆっくりと減量していきます。また、半減期の短い薬を長い薬に変更し、徐々に減量する方法もあります。

また、アルコールと併用すると、作用が増強します。眠気、注意力の低下、記憶障害、睡眠の質が悪化するなどの危険があるため、アルコールとの併用は避けるべきです。

特に高齢者は、ふらつき・転倒・呼吸抑制などに注意が必要です。作用時間（半減期）の長い薬は、翌日も効果があるため、日中の様子を注意深く観察する必要があります。

日中にぼーっとしていたり、ふらつきがあるようであれば、薬の変更などを検討する必要があります。

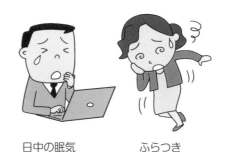

日中の眠気　　　ふらつき

## 気分安定薬

炭酸リチウム（商品名：リーマスなど）、バルプロ酸（商品名：デパケン、バレリンなど）、カルバマゼピン（商品名：テグレトールなど）、ラモトリギン（商品名：ラミクタールなど）は、うつ病や双極性障害の治療に使用されています。

炭酸リチウム（商品名：リーマスなど）は、主に躁病に使用されます。血中濃度が上がるとリチウム中毒などの危険な副作用が起こる危険があります。血中濃度を不必要に上げないために、NSAIDsや利尿薬の使用、脱水、下痢などに注意が必要です。

バルプロ酸（商品名：デパケン、バレリンなど）は、各種てんかんや片頭痛の抑制にも使用されます。催奇形性があるため、妊娠に注意が必要です。また、投与開始後6か月は、肝機能障害が起こる危険が高いため、定期的な検査が必要です。

カルバマゼピン（商品名：テグレトールなど）、ラモトリギン（商品名：ラミクタールなど）は、てんかんにも使用されます。投与開始後の皮膚症状（皮疹など）に注意が必要です。現れた場合は、直ちに投与を中止するなどの対応が必要です。

ラモトリギンは重篤な皮膚障害の危険があります。発疹に加え、発熱、眼充血、口唇・口腔粘膜のびらん、咽頭痛、全身倦怠感、リンパ節腫脹などが起きた場合には、直ちに服用を中止すべきです。

先輩ナース

# 漢方薬

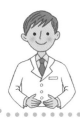

漢方薬は、薬効のある植物、鉱物、貝殻などの生薬が原料の薬です。普段、口にする生姜、小麦、シソの葉なども原料となります。薬ですので、少なからず副作用があります。また、漢方薬は飲みづらいといった声も多くありますので、その解決方法を理解しましょう。これらの知識は、内科をはじめ多くの診療科で必要とされます。

## ✚ 漢方薬の特徴と副作用

漢方薬は「長く飲まないと効果が出ない」といったイメージを持っている方が多いようです。もちろん、体質改善をしたり、慢性的な症状の治療などには、長く飲み続けることがあります。しかし、風邪やこむら返りの場合など、一度服用しただけで効果が出る漢方薬もあります。

また、漢方薬は「副作用がなく、安全である」といったイメージもあるようです。しかし、漢方の原料である生薬には、副作用が報告されているものもあります。漢方が原因の副作用は、減量や中止によって改善します。次のような症状に注意が必要です。

| 生薬 | 主な作用 | 主な副作用 |
|---|---|---|
| 甘草（カンゾウ） | 鎮静、鎮痙、肝保護、抗炎症 | 偽アルドステロン症 |
| 当帰（トウキ） | 中枢抑制、鎮痛、鎮痙、抗炎症、子宮収縮抑制 | 胃腸障害 |
| 附子（ブシ） | 鎮痛、強心、抗炎症 | のぼせ、動悸、悪心、しびれ |
| 麻黄（マオウ） | 発汗、解熱、鎮咳、利水 | 発汗過多、排尿困難、不眠、動悸、食欲不振、悪心 |

甘草は、偽アルドステロン症（血圧上昇、低カリウム血症、ナトリウムや体液の貯留、体重増加など）を起こすことがあります。低カリウム血症は、ミオパチー（筋肉痛、脱力感、だるさ、こむら返り）や不整脈（動悸）、血圧上昇、頭痛、ほてり、手足のむくみなどを起こすため、注意が必要です。

これらの症状は、服薬を始めて1か月から数か月程度で現れるため、注意深く観察する必要があります。また、甘草は100種以上、つまりほとんどの漢方薬に使われています。漢方薬を使用するときには、上記症状に気をつけましょう。

## 食物アレルギーへの注意

　漢方薬は数種類の生薬の組み合わせでできています。その生薬は天然の薬物素材なので、普段から摂取している食品と似ているものもあります。以下の生薬は食物アレルギーを起こす危険があるため、注意が必要です。

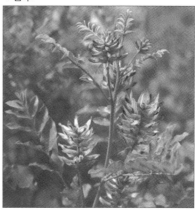

▼甘草

小麦アレルギー：小麦（ショウバク）
米アレルギー　：膠飴（コウイ）、粳米（コウベイ）
牡蠣アレルギー：牡蛎（ボレイ）
山芋アレルギー：山薬（サンヤク）
ゴマアレルギー：胡麻（ゴマ）
大豆アレルギー：黄耆（オウギ）、甘草（カンゾウ）
桃アレルギー　：桃仁（トウニン）

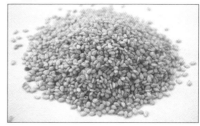

▼胡麻

## 服用方法

　よく使用される**漢方エキス製剤**は、生薬を煮出した液を粉末に仕上げたものです。身近なものでたとえるならば、液体コーヒーを粉にしたインスタントコーヒーです。保管や携帯に便利であるといった特徴があります。

　漢方エキス製剤を飲むときは、温かいお湯（体温より高い温度）に溶かして、本来の液体の状態に戻して服用します。この方法は**温服**（おんぷく）と呼び、基本的な飲み方です。お湯を使うことに抵抗があるかもしれませんが、漢方薬は生薬を煮出すときにお湯で高温抽出しています。よって、服用前に溶かす場合、熱いお湯で溶かして問題ありません。

　具体的には、一度に溶かすのではなく、はじめは少量のお湯で練るようにし、その後、残りのお湯を入れて溶かすとよいでしょう。また、水と漢方薬を容器に入れ、電子レンジで加熱する方法もあります。その場合、吹きこぼれなどに十分注意してください。

　しかし、以下の場合は、基本的に冷たい状態（常温）で服用します。

・悪阻（つわり）などの吐き気がある場合：
　小半夏加茯苓湯（しょうはんげかぶくりょうとう）など。

・のぼせ、ひどい出血がある場合：
　黄連解毒湯（おうれんげどくとう）など。

・身体の熱や炎症を抑える性質の漢方薬を服用する場合。

## ●服用のタイミング

漢方薬は特別な指示がなければ、食前（食事の30分前）または食間（食事と食事の間、食後2～3時間後）のお腹が空いているときに服用します。空腹時に服用することで副作用が少なくなり、効果もよいといわれています。ただし、胃腸が弱い方などでは、食後（食事の30分後）や食直後に服用する場合もあります。

## ●子供の服用方法

子供は味やにおいを嫌うため、タイミングや飲ませ方を工夫する必要があります。お風呂上がりなど、喉が渇いているときは比較的飲ませやすいタイミングです。漢方を冷やすと味を感じにくくなるため、漢方独特の味や香りが苦手な子供には有効である場合があります。

ストローを使うと漢方が口の中で広がりにくく、舌の奥のほうに入るのであまり味を感じずに飲ませることができます。また、コップの底にある溶け残りを吸い込めるため、漢方薬を残さず服用できます。ストローを使う場合は火傷に十分注意してください。

飲むときに甘味やその他の味をつけるのはあまりオススメしていません。特に子供の場合は、「おいしいから薬を飲む、飲まない」だけでなく、普段の食事の「おいしいから食べる、食べない」といった食わず嫌いにもつながると考えるためです。

また、なぜ薬を飲まなければならないのか、誰のために薬を飲むのかなど、理解してもらえるようにコミュニケーションをとり、頑張って飲んだらしっかりと褒めてあげるということも重要です。

## ●乳児の服用方法

まず、漢方エキス製剤を少量の水で練り、乳児の上あごや頬の内側に指でなすりつけます。そのあと、母乳やミルク、お茶などを飲ませるとよいでしょう。子供の場合と同様に、喉が渇いていたりお腹が空いているタイミングで行うとよいでしょう。

## ●高齢者の服用方法

高齢者の場合、粉のまま服用すると入れ歯などに粉末が挟まりやすいため、溶かして服用することをオススメします。大人でも漢方薬は飲みたくない場合が多いため、なぜ薬を飲まなければならないのか理解してもらうことも重要です。

### 生薬と漢方薬の違い

**生薬（原料）**

・葛根（カッコン）
・麻黄（マオウ）
・桂皮（ケイヒ）
・芍薬（シャクヤク）
・甘草（カンゾウ）
・大棗（タイソウ）
・生姜（ショウキョウ）

→

**漢方薬（処方名）**

葛根湯
（カッコントウ）

**chapter 4**

# 注意すべき
# ハイリスク薬

注意が必要な薬を理解することで、

重大な副作用を未然に防ぐなど、

患者の命を救うことができます。

# 糖尿病治療薬

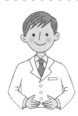

2019年の「国民健康・栄養調査」(厚生労働省) によると、「糖尿病が強く疑われる人」の割合は、男性19.7%、女性10.8%でした。この10年で見ると、男女ともに増減はありませんが、糖尿病の治療は大きく変わっています。病態が多様な糖尿病とその治療薬について理解しましょう。これらの知識は、主に内科において必要とされます。

## 糖尿病治療の概要

糖尿病治療の目標は、特有の合併症 (腎症、神経症、網膜症など) と動脈硬化を発生・増悪させないことです。そして、健常人と変わらない寿命を全うすることにあります。そのため、糖尿病治療だけでなく、血圧や脂質の管理、禁煙なども重要です。早期からの血糖コントロールが、合併症の発症や死亡のリスクを下げます。つまり、糖尿病とわかれば、すぐに治療をする必要があります。

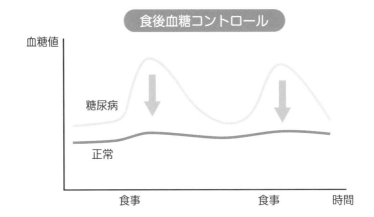

食後血糖コントロール

血糖値

糖尿病

正常

食事　　　食事　　時間

患者の背景によってHbA1cの目標が異なりますが、糖尿病の合併症を予防するためには、HbA1c 7.0未満を目指します。ただし、厳格すぎる血糖コントロールは低血糖や死亡率を増加させる、という報告もあるため注意が必要です。

一昔前まで、血糖値は高ければ悪く、低ければよいと信じられていました。その仮説を証明するため、血糖コントロールを厳格に行う大規模臨床試験 (ACCORD) が実施されました。その結果は「厳格な血糖コントロールは、細小血管症 (腎症、神経症、網膜症など) や死亡率を増加させる」という、予想に反するものでした。

これは、血糖コントロールを厳しく行うと、重症低血糖が起こりやすくなるためだと考えられています。つまり、低血糖は非常に危険であり、十分注意する必要があるのです (本文105ページに低血糖の詳細あり)。

## ●血糖コントロール

一般的な血糖コントロール目標は、合併症予防のための「HbA1c 7%未満」です。この目標値は、2013年に日本糖尿病学会が「熊本宣言 2013」として発表したものであり、いまでも変わっていません。

ただし、患者の年齢、糖尿病の罹病期間、臓器の障害、低血糖の危険性、家族などのサポート体制その他を考慮し、治療目標は個別に設定しなければなりません。

### HbA1c コントロール目標

| 6.0 未満 | 7.0 未満 | 8.0 未満 |
|---|---|---|
| 血糖正常化の目標値 | 合併症予防の目標値 | 治療困難時の目標値 |
| 薬を使う場合は、低血糖などの危険な副作用が起こらないこと | 空腹時血糖値 130mg/dL 未満 食後 2 時間血糖値 180mg/dL 未満を目安 | 低血糖などの副作用によって、治療強化できない場合 |

## ●高齢者糖尿病の血糖コントロール目標

高齢者の増加に伴い、高齢者糖尿病も増加しています。高齢者は、心身機能の個人差が大きく、重症低血糖をきたしやすいという問題もあります。このような背景から2016年5月、「高齢者糖尿病の血糖コントロール目標値」が、日本糖尿病学会と日本老年医学会の合同委員会から発表されました。「熊本宣言 2013」をもとに、65歳以上の高齢者について、よりきめ細かい目標が設定されています。

| | 認知機能は正常でADL自立 | | 軽度認知障害〜軽度認知症または手段的ADL低下基本的ADL自立 | 中等度以上の認知症または基本的ADL低下または多くの併存疾患や機能障害 |
|---|---|---|---|---|
| 低血糖を起こしやすい薬剤を使用していない | 7.0%未満 | | 7.0%未満 | 8.0%未満 |
| 低血糖を起こしやすい薬剤を使用している | 65歳以上75歳未満 7.5%未満 (下限6.5%) | 75歳以上 8.0%未満 (下限7.0%) | 8.0%未満 (下限7.0%) | 8.5%未満 (下限7.5%) |

低血糖を起こしやすい薬剤：インスリン製剤、SU薬、グリニド薬など

基本的ADL：着衣、移動、入浴、トイレの使用など

手段的ADL：買い物、食事の準備、服薬管理、金銭管理など

# インスリン製剤

健康な人のインスリン分泌は、「日中を通して少しずつ出ているインスリン（基礎インスリン分泌）」と「食後の血糖値の上昇に反応して分泌されるインスリン（追加インスリン分泌）」の2つがあります。インスリン治療では、これらのインスリン分泌のうち不足している分をインスリン製剤によって補います。

基礎インスリン分泌を補うには、中間型や持効型溶解インスリン製剤を使用します。また、追加インスリン分泌には、超速効型や速効型インスリン製剤を使用します。その両方を補うには、混合型インスリン製剤を使用します。

主に1型糖尿病や糖尿病合併妊娠、中等度以上の手術時、内服薬では良好な血糖コントロールが得られない2型糖尿病などの状態において、インスリン製剤が使用されます。

| 分類 | 代表的な医薬品名称（一般名称） | 効果発現時間 | 効果持続時間 |
|---|---|---|---|
| 超速効型 | ノボラピッド（インスリン アスパルト） | 10〜20分 | 3〜5時間 |
| | ヒューマログ（インスリン リスプロ） | 15分未満 | 3〜5時間 |
| | アピドラ（インスリン グルリジン） | 15分未満 | 3〜5時間 |
| 速効型 | ノボリンR（生合成ヒト中性インスリン） | 約30分 | 約8時間 |
| | ヒューマリンR（ヒトインスリン） | 30分〜1時間 | 5〜7時間 |
| 混合型 | ノボラピッド30・50・70ミックス（二相性プロタミン結晶性インスリン アスパルト） | 10〜20分 | 約24時間 |
| | ノボリン30R／イノレット30R（生合成ヒト二相性イソフェンインスリン） | 約30分 | 約24時間 |
| | ヒューマログミックス25・50（インスリン リスプロ混合製剤） | 15分未満 | 18〜24時間 |
| | ヒューマリン3/7（ヒト二相性イソフェンインスリン） | 30分〜1時間 | 18〜24時間 |
| | ライゾデグ配合注（インスリン デグルデク／インスリン アスパルト） | 10〜20分 | 42時間超 |
| 中間型 | ノボリンN（生合成ヒトイソフェンインスリン） | 約1.5時間 | 約24時間 |
| | ヒューマリンN（ヒトイソフェンインスリン） | 1〜3時間 | 18〜24時間 |
| 持効型溶解 | レベミル（インスリン デテミル） | 約1時間 | 約24時間 |
| | ランタス（インスリン グラルギン） | 1〜2時間 | 約24時間 |
| | トレシーバ（インスリン デグルデク） | ― | 42時間超 |

糖尿病治療薬の中でも特にインスリン製剤は、低血糖の副作用に注意しなければなりません。低血糖は、インスリンの投与量を調節せずに「激しい運動を行った場合」、「食事が遅れた場合」、「炭水化物の摂取が少ない場合」に起こりやすいとされます。低血糖を放置すると死に至る可能性がありますが、適切に対処することですぐに回復します。ただし、高齢者は低血糖の自覚症状に気づかないことも多いため、血糖コントロールを厳しくしすぎないなどの注意が必要です。

# 低血糖の病態と対策

低血糖は糖尿病治療において、最も注意が必要な副作用です。薬の服薬間違い、食事量の減少、いつもより長い運動、飲酒などが原因で起こります。低血糖は、身体にブドウ糖が足りていない状態（血糖値70mg/dL以下）であり、空腹感、脱力感などが、初期症状として起こりやすいといわれます。

低血糖がさらに悪化すると、冷や汗、動悸、手の震えなどの症状が起こります。これは、交感神経の緊張状態であり、身体の発する危険信号です。しかし、交感神経β遮断薬（降圧薬）を使用している場合、低血糖の症状が隠されてしまうことがあります。

つまり、身体は危険な状態なのに、冷や汗も、手の震えも起こりません。このような事例は意外と多く、注意が必要です。主な交感神経β遮断薬（α遮断作用があるものも含む）を以下に示します。

- ・ビソプロロール（商品名：メインテートなど）
- ・メトプロロール（商品名：セロケンなど）
- ・プロプラノロール（商品名：インデラルなど）
- ・カルテオロール（商品名：ミケランなど）
- ・カルベジロール（商品名：アーチストなど）

逆に、低血糖のような症状は、急激な血糖低下など血糖値70mg/dL以上でも起こることがあります。本当に低血糖かどうか正確に判断するためには、自己血糖測定を行う必要があります。

高齢になるほど、これらの薬を飲んでいる可能性が高いため注意が必要です。ただ、β遮断薬を服用していなくても、高齢者では低血糖の自覚症状が起こりづらい傾向にあります（無自覚性低血糖）。

低血糖が起こった場合は、ブドウ糖（10g）、ブドウ糖を含む清涼飲料水（150〜200mL）、砂糖（20g）などで対処します。そして、低血糖を起こしやすい薬剤を避ける、低血糖の原因を特定し再発を防止する、日頃から血糖測定を行う、などの対策も行いましょう。

## 低血糖の進行と症状

| 軽度 | 中等度 | 重度 |
|---|---|---|
| 倦怠感<br>動悸、冷や汗<br>血圧上昇 | 手の震え<br>顔面蒼白<br>あくび、眠気 | 意識消失<br>痙攣<br>昏睡 |

# 経口血糖降下薬とGLP-1受容体作動薬

1型糖尿病はインスリンでの治療が必要です。2型糖尿病では、食事療法や運動療法を行っても血糖コントロールが不十分な場合に、経口血糖降下薬やGLP-1受容体作動薬が使用されます。経口血糖降下薬は8種類ありますが、作用機序、低血糖のリスク、薬価など、それぞれに特徴があります。患者の病態、治療への意欲、経済力などに合わせて、最適な薬剤を選択しなければなりません。

## ●α-グルコシダーゼ阻害薬

炭水化物（デンプン）が体内に入ると、小腸のα-アミラーゼによって二糖類（ショ糖）に分解されます。そして、α-グルコシダーゼによって単糖類（ブドウ糖）にまで分解されて吸収されます。

α-グルコシダーゼを阻害すると、血管への糖の吸収を遅らせることができます。この作用によって、血糖値の上昇とインスリン分泌のタイミングが合うようになり、食後の血糖値の上昇が緩やかになります。

代表的な医薬品は以下の3種類です。

> ・アカルボース（商品名：グルコバイなど）
> ・ボグリボース（商品名：ベイスンなど）
> ・ミグリトール（商品名：セイブルなど）

これらの薬は、小腸で糖質と同時に存在する必要があるため、食事とほぼ同時に服用する必要があります。もしも飲み忘れに気づいた場合は、食事開始15分程度なら効果があるとされています。主な副作用は、便秘、下痢、放屁などの腹部症状です。

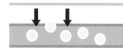

α-グルコシダーゼ阻害薬

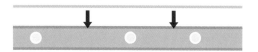

小腸

血管

急激に血糖が吸収される

↓ α-グルコシダーゼ阻害薬を使用

血糖はゆっくりと吸収される

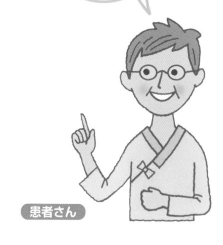

この薬を飲んでいるときは、オナラの回数が増えると聞きました。慣れて改善する人もいるといわれますが、人とよく会うので困ります。

患者さん

## ●ビグアナイド薬

肝臓での**糖新生**（糖の放出）を抑制し、末梢では糖の取り込みを促進させます。また、消化管からの糖の吸収を抑える作用もあります。これらの作用によって、血中の血糖値が下がります。主に使用される薬は、メトホルミン（商品名：メトグルコなど）です。

メトホルミンは、欧米の糖尿病学会ガイドラインで第一選択として位置づけられています。体重増加を起こしにくく、血中のトリグリセライド（中性脂肪）やLDLコレステロールを下げる効果もあります。価格も安く、心筋梗塞のリスクを下げる報告もあります。

副作用である乳酸アシドーシス＊には、特に注意が必要です。高齢者には、腎機能・肝機能をしっかり把握し慎重に使用します。また、脱水（下痢・嘔吐・食事摂取不良等）、過度のアルコール摂取も乳酸アシドーシスの危険があるため注意が必要です。

また、ヨード造影剤を使用する場合、可能な限り（緊急時を除き）2日前から休薬します。また、ヨード造影剤投与後48時間は、メトホルミンを再開してはいけません。この休薬は、乳酸アシドーシスを防止するために必要です。

ビグアナイド薬

肝臓

血管

糖の吸収を
抑制

乳酸✖ブドウ糖

糖の取り込み
を促進

糖新生を抑制

小腸

筋肉

メトホルミンは、腎機能障害や肝機能障害のある患者、高齢者に対して、慎重に使用しなければなりません。

新人ナース

＊**乳酸アシドーシス**　血中に乳酸が蓄積し、血液が著しく酸性に傾いた状態。臨床症状は様々ですが、胃腸症状、倦怠感、筋肉痛、過呼吸などの症状が多くみられる。

## メトホルミンの雑学

　オルメテック錠（降圧薬）とメトグルコ錠（どちらも商品名）を一緒に一包化し、高温多湿の条件で保存すると、メトグルコ錠の色がピンク色に変化します。メトグルコ錠のジェネリック医薬品も

ほとんど同様に変色しますが、メトホルミン塩酸塩錠250mg「トーワ」では、変色が起こらないという報告があります。

**オルメテック錠とメトグルコ錠の一包化**

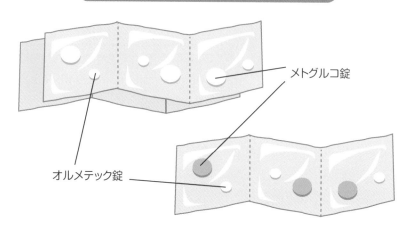

メトグルコ錠

オルメテック錠

ちょっと
豆知識

## インスリンボール

　インスリン製剤は、主に腹部、大腿部、臀部、上腕などに注射します。その際、薬の効果をしっかり得るために、注射する部位を「毎回2〜3cmずつローテーション」させる必要があります。いつも同じ部位に注射していると、注射部位に硬いかたまり（硬結、インスリンボール）ができることがあります。インスリンボールに注射した場合、インスリンの吸収が極めて悪くなり、血糖値が上昇することがあるため注意が必要です。

　インスリンボールができたとしても、痛みがほとんどないため、患者本人が気づかないことも多くあります。そして、一度できたインスリンボールはなかなか元に戻らないため、注射部位を定期的に触って確認することも大切です。インスリンの注射は毎日繰り返し行うため、慣れてくると自己流になり「間違った方法」になりがちです。「手技は問題ないか」など、医療者からの声かけや確認も重要です。

## ●スルホニル尿素薬（SU薬）

インスリンは膵臓のβ細胞から分泌されますが、このβ細胞にはSU受容体が存在します。このSU受容体に薬が結合することで、インスリンが分泌されます。このような種類の薬がスルホニル尿素薬（SU薬）です。2型糖尿病患者には効果がありますが、インスリンの分泌がなくなった1型糖尿病患者には無効です。スルホニル尿素薬は、食前・食後に関係なく、1日を通して「全体の血糖値」を下げます。

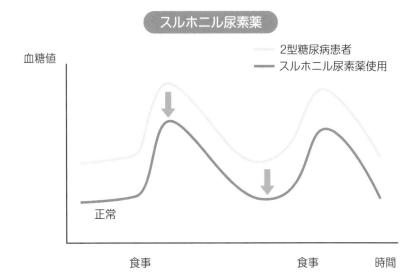

代表的な医薬品は以下の3種類です。

・グリベンクラミド（商品名：オイグルコン、ダオニールなど）
・グリクラジド（商品名：グリミクロンなど）
・グリメピリド（商品名：アマリールなど）

グリベンクラミドは最も強力で、作用時間が長い特徴があります。インスリンを分泌させる作用に加え、グリクラジドは抗酸化作用を併せ持ち、グリメピリドはインスリン抵抗性改善作用を併せ持ちます。

スルホニル尿素薬は、血糖値を下げる効果が高い反面、経口血糖降下薬の中で最も低血糖を起こしやすい薬でもあります。さらに、他の薬と併用することで、低血糖の危険がより高くなります。例えば、DPP-4阻害薬（後述）と併用する場合、スルホニル尿素薬を減量するなど注意が必要です。

この中で、グリベンクラミド（商品名：オイグルコン、ダオニール）は、低血糖の危険がより高く、高齢者への使用は控えることが強く推奨されています。

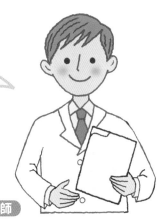

薬剤師

### ●速効型インスリン分泌促進薬（グリニド薬）

スルホニル尿素薬と同様に、膵臓のβ細胞（ランゲルハンス島）に働き、インスリンを分泌させます。2型糖尿病患者には効果がありますが、1型糖尿病患者には無効です。スルホニル尿素薬よりも、インスリン分泌効果が早く現れ、持続時間が短い特徴があります。

食事の直前（5～10分程度前）に服用し、「食後の血糖値」を下げる目的で使用されます。食後の服用では効果が減弱することがわかっています。逆に、食事の20～30分前に服用すると低血糖の危険があります。つまり、グリニド薬は服用するタイミングに注意が必要です。

代表的な医薬品は以下の3種類です。

> ・ナテグリニド（商品名：ファスティック、スターシスなど）
> ・ミチグリニド（商品名：グルファストなど）
> ・レパグリニド（商品名：シュアポストなど）

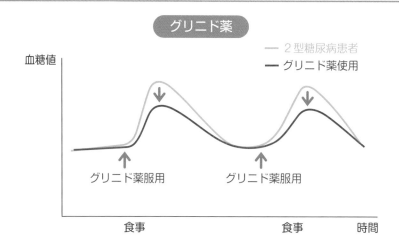

### ●チアゾリジン薬

肝臓や筋肉の周りに脂肪細胞がたくさんあると、インスリンが正常に働けず、肝臓や筋肉へ糖を取り込めなくなります。このインスリン抵抗性の状態では、血中の糖を有効利用できず、血糖値が下がりにくくなります。

チアゾリジン薬は、大きな脂肪を細かく切り刻み、インスリン抵抗性を改善させます。脂肪が細かくなることで、インスリンによって糖が取り込まれやすくなります。主に使用される薬はピオグリタゾン（商品名：アクトスなど）です。

小さくなった脂肪細胞は、運動をすることでさらに小さくなります。しかし、運動をしなければ、一つひとつの脂肪細胞が大きくなり、肥満が助長されてしまいます。肥満や体重増加、それに伴う

心不全に注意が必要です。さらに、水やナトリウムをため込む作用もあるため、浮腫の副作用にも注意しましょう。

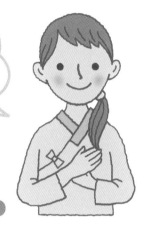

> ピオグリタゾンを飲んでいると、体重がだんだんと増えてしまいました。しかし、定期的な運動によって改善しました。運動は大切なので、しっかり続けています。

患者さん

## ●SGLT2阻害薬

1日約150Lの尿が、腎臓でつくられています。できたばかりの尿には、アミノ酸・糖・水分など身体に必要なものが大量に含まれています。これらすべてが膀胱へ運ばれ、尿として排泄されては大変です。

そこで身体は、腎臓で尿をつくるときに、一度濾し取ったアミノ酸・糖・水分などを再び体内に吸収させます。この再吸収の過程で、ブドウ糖の再吸収を抑える薬がSGLT2阻害薬です。つまり、尿と一緒にブドウ糖を排泄させ、血糖値を下げます。

SGLT2阻害薬

糸球体

腎臓

近位尿細管

再吸収 ← ブドウ糖

**SGLT2**

SGLT2阻害薬

膀胱

薬の種類にもよりますが、1日あたり約40〜60g（160〜240kcal）のブドウ糖が排泄されます。この作用によって、肥満の解消（体重の減少）が期待できます。ただし、ブドウ糖と一緒に水分も多く排泄されるため、尿量が増加し**脱水**が起こる可能性があります。特に投与開始初期は、喉が渇く前に、こまめに水分を摂る必要があります。投与開始後1週間は、水分を普段より1日500mLから1Lほど多く摂りましょう。

投与初期にみられる尿量増加は、長くは続きません。投与を継続している方は、喉が渇いたら水分を摂るようにしましょう。ただし、高齢者は体液量が減少しないように、普段からこまめに水分を摂ることが重要です。

また、尿に糖分が多く含まれることから、細菌が繁殖しやすくなるため、**尿路感染症**にも注意が必要です。ウォシュレットを用いて陰部を清潔に保つこと、水分を適切に摂取することが大切です。代表的な医薬品は以下の6種類です。

> ・イプラグリフロジン（商品名：スーグラ）
> ・ダパグリフロジン（商品名：フォシーガ）
> ・ルセオグリフロジン（商品名：ルセフィ）
> ・トホグリフロジン
> 　（商品名：デベルザ／アプルウェイ）
> ・カナグリフロジン（商品名：カナグル）
> ・エンパグリフロジン（商品名：ジャディアンス）

SGLT2阻害薬による脱水は、実際に死亡例もあるなど非常に危険です。夏場だけでなく、運動のあと、食事が摂れない場合は、特に注意する必要があります。

新人ナース

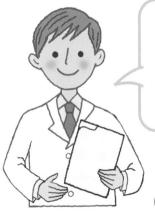

SGLT2阻害薬を服用すると、何もしなくても1日あたり約160〜240kcal分のブドウ糖が体外へ排泄されます。食事制限や運動をしなくても、体重を落とし痩せることができます。しかし、それだけでは本末転倒ですので、食事や運動の大切さを伝えることが大切です。

薬剤師

## ●DPP-4阻害薬

食事が消化管に入ると、インスリンだけでなく**インクレチン**と呼ばれるホルモンが分泌されます。インクレチンは、食後の高血糖に合わせてインスリンを分泌させたり、グルカゴン（血糖値を上げるホルモン）の分泌を抑えます。さらに、消化管の運動を抑えたり、食欲を抑えるなど、様々な生理作用を持っています。

体内のインクレチンは、DPP-4という酵素によって、短時間のうちに分解されてしまいます。そこでDPP-4の作用を阻害すれば、インクレチンが体内に長く存在できるようになり、血糖値を下げることができます。

DPP-4阻害薬は、インクレチンを分解する酵素（DPP-4）の働きを抑えることで、インクレチンを長持ちさせて働きを強める薬です。インクレチンが多く分泌されるのは食後なので、主に「食後の高血糖」を改善させます。

DPP-4阻害薬単独では、低血糖の副作用は起こりづらいとされます。ただし、スルホニル尿素薬（SU薬）など他の糖尿病薬と併用すると、低血糖の危険が増えます。また、DPP-4阻害薬特有の副作用として急性膵炎があるため、持続的な激しい腹痛や嘔吐などの初期症状に注意が必要です。

インクレチンの作用

食事

消化管

DPP-4阻害薬

DPP-4

分解

膵臓

**インクレチン**
（血糖を下げる）
インスリン分泌促進
グルカゴン分泌抑制

代表的な医薬品は以下の9種類です。

- ・シタグリプチン（商品名：グラクティブ／ジャヌビア）
- ・ビルダグリプチン（商品名：エクア）
- ・アログリプチン（商品名：ネシーナ）
- ・リナグリプチン（商品名：トラゼンタ）
- ・テネリグリプチン（商品名：テネリア）
- ・アナグリプチン（商品名：スイニー）
- ・サキサグリプチン（商品名：オングリザ）
- ・トレラグリプチン（商品名：ザファテック）
- ・オマリグリプチン（商品名：マリゼブ）

トレラグリプチン、オマリグリプチンは「1週間に1回投与」で効果を発揮します。

## ●GLP-1 受容体作動薬

インクレチンは、GLP-1とGIPというホルモンの総称です。GLP-1とGIPはともに「食後の血糖値が高いときのみ、インスリンの分泌を促進させて血糖値を下げる」作用を持ちます。ただし、GLP-1は体内のDPP-4によって、すぐに分解されてしまいます。

そこでGLP-1の働きが持続するようにした薬が、GLP-1受容体作動薬です。GLP-1と同様に血糖値を下げる作用があるため、「2型糖尿病でインスリン分泌が残っている方」に使用します。主な副作用は下痢や吐き気などの消化器症状です。体重増加や低血糖は起こりにくいとされます。

| インクレチン | |
| --- | --- |
| GLP-1 | GIP |
| 血糖依存的にインスリン分泌を促進する<br>血糖依存的にグルカン分泌を抑制する<br>膵β細胞の増殖を促進する<br>膵β細胞死を抑制する<br>満腹感を促進し食欲を抑制する<br>胃内容物の排出速度を遅らせる | 血糖依存的にインスリン分泌を促進する<br>グルカンの分泌を抑制・促進する（相殺）<br>膵β細胞の増殖を促進する<br>膵β細胞死を抑制する |

代表的な医薬品は以下の5種類です。

・リラグルチド（商品名：ビクトーザ）

・エキセナチド（商品名：バイエッタ、ビデュリオン）

・リキシセナチド（商品名：リキスミア）

・デュラグルチド（商品名：トルリシティ）

・セマグルチド（商品名：オゼンピック）

> ビデュリオン、トルリシティ、オゼンピックは、「1週間に1回の皮下投与製剤」です。

ビデュリオンは、バイエッタを改良した「1週間に1回の皮下投与製剤」です。トルリシティも1週間に1回で効果を発揮する製剤です。

2021年2月、国内初となる経口GLP-1受容体作動薬（商品名：リベルサス）が発売されました。この薬は、週1回投与の注射薬（商品名：オゼンピック）と同成分の経口薬です。

これまでのGLP-1受容体作動薬は、胃の消化酵素で分解されてしまうため、注射薬が主でした。しかし、吸収促進剤であるSNAC（サルカプロザートナトリウム）を添加することで、分解からセマグルチドを保護し、経口投与できるようになりました。

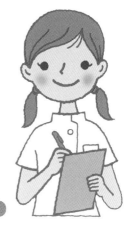

リベルサスの発売により、GLP-1受容体作動薬による治療が、経口薬でできるようになりました。治療の選択肢が増えました。

新人ナース

## ●糖尿病治療薬の配合剤

糖尿病患者は非常に多いのですが、実際に治療を行っている割合は60%程度だといわれます。そこで配合剤を使用すれば、「服用する薬の数や回数」を減らすことができるため、「治療の継続」「飲み忘れの防止」「アドヒアランスの改善」が期待できます。さらに、配合剤の薬価は、1剤ずつ使用するよりも安価であるため、医療費の削減にもつながります。このような理由もあり、最近では配合剤の使用頻度が増えています。ただし、複数の薬剤が配合されているため、低血糖などの副作用に、より一層注意しなければなりません。

▼DPP-4阻害薬とビグアナイド薬の配合剤

| 代表的な医薬品名称 | 一般名称 |
|---|---|
| エクメット配合錠 | ビルダグリプチン／メトホルミン |
| イニシンク配合錠 | アログリプチン／メトホルミン |
| メトアナ配合錠 | アナグリプチン／メトホルミン |

▼DPP-4阻害薬とチアゾリジン薬の配合剤

| 代表的な医薬品名称 | 一般名称 |
|---|---|
| リオベル配合錠 | アログリプチン／ピオグリタゾン |

▼DPP-4阻害薬とSGLT2阻害薬の配合剤

| 代表的な医薬品名称 | 一般名称 |
|---|---|
| カナリア配合錠 | テネリグリプチン／カナグリフロジン |
| スージャヌ配合錠 | シタグリプチン／イプラグリフロジン |
| トラディアンス配合錠 | エンパグリフロジン／リナグリプチン |

▼チアゾリジン薬とSU薬の配合剤

| 代表的な医薬品名称 | 一般名称 |
|---|---|
| ソニアス配合錠 | ピオグリタゾン／グリメピリド |

▼チアゾリジン薬とビグアナイド薬の配合剤

| 代表的な医薬品名称 | 一般名称 |
|---|---|
| メタクト配合錠 | ピオグリタゾン／メトホルミン |

▼グリニド薬とα-グルコシダーゼ阻害薬の配合剤

| 代表的な医薬品名称 | 一般名称 |
|---|---|
| グルベス配合錠 | ミチグリニド／ボグリボース |

▼インスリンとGLP-1受容体作動薬の配合剤

| 代表的な医薬品名称 | 一般名称 |
|---|---|
| ソリクア配合注 | インスリン グラルギン／リキシセナチド |
| ゾルトファイ配合注 | インスリン デグルデク／リラグルチド |

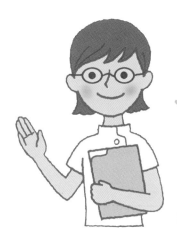

糖尿病治療は、継続することが何よりも大切です。合併症の発症・増悪を防ぐために、看護師をはじめチームとしての力が必要不可欠です。医療職が連携し、患者をサポートすることが大切です。

ベテランナース

ちょっと豆知識

# SGLT 2阻害薬と慢性心不全

2020年11月、ダパグリフロジン（商品名：フォシーガ）が、慢性心不全にも処方できるようになりました。これは、糖尿病の有無にかかわらず、慢性心不全の標準治療にダパグリフロジンを追加することで、明らかな予後改善がみられたためです。具体的には、複合心不全イベント（心血管死亡、心不全による入院、心不全による緊急受診のいずれかの初回発生）の発生リスクを26％、有意に抑制しました。

腎臓に作用するSGLT2阻害薬が、なぜ心不全の予後改善効果を発揮するのかは、解明されていません。投与してすぐに心不全イベントのリスクを抑制するため、短期的には「利尿作用による血圧低下、心臓の前負荷・後負荷の軽減」によるものだと考えられています。中長期的には、「炎症や酸化ストレス低減による心臓リモデリングの抑制、糖代謝や肥満の改善による動脈硬化の進行抑制、腎機能低下の抑制」などが心不全イベントの抑制につながると考えられています。

# 抗悪性腫瘍薬

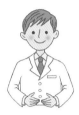

日本は、「2人に1人ががんになり、3人に1人ががんで亡くなる世界有数のがん大国」だといわれます。悪性腫瘍（がん）はその種類によっても治療方法が異なります。造血器腫瘍は薬剤による治療が中心になりますが、固形腫瘍の多くは手術療法や放射線療法を組み合わせて治療します。ここでは固形腫瘍に使われる薬剤について紹介します。これらの知識は、すべての診療科において必要とされます。

## がん治療の目標

約60兆個あるといわれる「人の細胞」は、増えすぎないよう制御されていますが、がんは制御がきかず増殖し続けます。その際に、無制限に栄養を使用するため、身体は急速に消耗します。もともと自分自身の細胞なので、免疫によって排除されにくく、全身に転移すると多臓器不全に陥ることもあります。

がんはその進行度によって、治癒できる場合とできない場合があります。例えば、早期がんであれば、手術療法を中心として、手術前後に薬物療法を行い、「がんの治癒」を目指します。この場合、がんの種類やステージに応じて、エビデンスに基づいたレジメンを選択し、予定された治療をできるだけ強度を落とさず実施することが重要です。

転移・再発がんは治癒が見込めません。このような、治癒できないがんは、「延命・症状緩和」を目指します。この場合は、患者の年齢、全身状態、合併症、治療への意向などを考慮し、治療方法を決定します。

最近では、治療の選択肢が増えているため、患者の希望に応じたレジメンの選択が可能になってきています。薬剤の効果、副作用などによって、薬剤の減量やスケジュールの調整を行いながら、治療を継続することが望まれます。ただし、患者のQOLを低下させないことが重要なので、患者の意向によっては、治療を休止・中止することもあります。

| 進行度 | 治療の目標 |
|---|---|
| 早期がん | 手術療法や薬物療法によって治癒を目指す。 |
| 転移・再発がん | 薬物療法を中心に延命・症状緩和を目指す。<br>手術療法や放射線療法も適宜選択する。 |

# 抗悪性腫瘍薬の分類と特徴

　抗悪性腫瘍薬は、次のように分類されますが、
その作用や副作用は大きく異なります。

①細胞傷害性抗がん薬
②分子標的薬
③ホルモン薬
④免疫チェックポイント阻害薬

## ●細胞傷害性抗がん薬

　DNA合成や細胞分裂に作用して細胞傷害性を
発揮する薬剤です。がん細胞は短期間に分裂しな
がら増殖していますが、その「細胞増殖の仕組み
の一部」を邪魔することで、がん細胞を攻撃しま
す。

　ただし、正常細胞もその攻撃対象となるため、
がん細胞以外の「細胞分裂の早い細胞」も死んで
しまいます。例えば、髪の毛の細胞は細胞分裂が
早いため、脱毛の副作用が起こりやすいのです。
ただ、視点を変え、「薬剤が効いているからこそ脱
毛が起きている」と考えることもできます。

▼主な細胞傷害性抗がん薬 (代表的な医薬品名称)

| 代謝拮抗薬 | アルキル化薬 | 抗がん性抗生物質 |
|---|---|---|
| フルオロウラシル (5-FU) など | シクロホスファミド (エンドキサン) など | マイトマイシンC (マイトマイシン) など |
| 白金製剤 | トポイソメラーゼ阻害薬 | 微小管阻害薬 |
| シスプラチン (ランダ) など | イリノテカン (カンプト／トポテシン) など | パクリタキセル (タキソール) など |

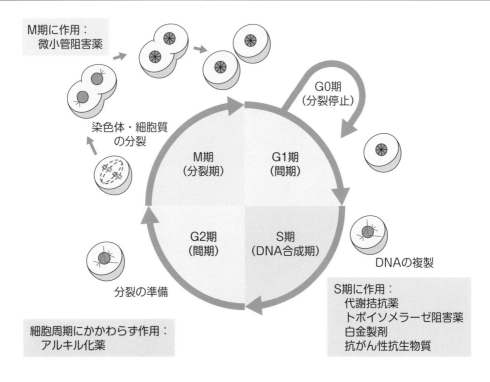

118

▼細胞傷害性抗がん薬の副作用

| 投与初期 | 悪心、嘔吐、食欲低下、アレルギー反応、血圧低下、不整脈、呼吸困難、倦怠感、便秘など |
|---|---|
| 1〜2週間後 | 肝機能障害、腎機能障害、心機能障害、骨髄抑制（白血球・好中球・血小板低下）、口内炎、下痢など |
| 3〜4週間（徐々に） | 骨髄抑制、貧血、脱毛、神経毒性（手指・足趾のしびれ、耳鳴）など |

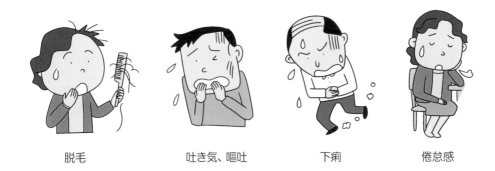

脱毛　　　　　　吐き気、嘔吐　　　　　下痢　　　　　　倦怠感

副作用の症状は時間とともに変化します。人によって症状の出方が異なるので、治療日誌をつけることで、生活リズムを組み立てやすくなります。

## ●分子標的薬

がん細胞のタンパク質や遺伝子に狙いを絞って作用する薬剤です。正常な細胞へのダメージが少なく、副作用の軽減や抗腫瘍効果の向上が期待できます。分子標的薬は、細胞外で作用する「抗体薬」と、細胞内で作用する「小分子薬」に分類できます。

抗体薬は半減期が約3週間と長く、肝臓で代謝されないので、薬物間相互作用の影響は大きくありません。しかし、小分子薬は薬物代謝酵素の影響を受けやすいため、薬の飲み合わせに注意する必要があります。

▼主な分子標的薬（代表的な医薬品名称）

| | リガンド阻害薬 | 膜受容体阻害薬 | 膜上分化抗原標的抗体薬 |
|---|---|---|---|
| 抗体薬 | ベバシズマブ（アバスチン）など | セツキシマブ（アービタック）など | リツキシマブ（リツキサン）など |
| | チロシンキナーゼ標的薬 | プロテアソーム阻害薬 | マルチキナーゼ阻害薬 |
| 小分子薬 | ゲフィチニブ（イレッサ）など | ボルテゾミブ（ベルケイド）など | ソラフェニブ（ネクサバール）など |

## ●分子標的薬の副作用

分子標的薬は、ターゲットとなる「分子」を狙って攻撃する薬剤です。その分子は、がん細胞だけでなく、正常細胞に発現することもあります。例えば、HER2（ヒト上皮増殖因子受容体2）を狙っ

た薬剤は乳がんの治療などに用いられますが、HER2は心筋にも発現するため、副作用として心毒性を起こすことがあります。

## ●ホルモン薬

ホルモンの分泌や働きを阻害し、「ホルモンを利用して増殖するタイプのがん」を攻撃する薬剤です。乳がんや前立腺がんなど、特定のタイプのがんに使われます。

▼乳がんの薬物療法で使われる主なホルモン薬（代表的な医薬品名称）

| | |
|---|---|
| 抗エストロゲン薬 | ：タモキシフェン（ノルバデックス）、トレミフェン（フェアストン） |
| LH-RHアゴニスト製剤 | ：リュープロレリン（リュープリン）、ゴセレリン（ゾラデックス） |
| アロマターゼ阻害薬 | ：アナストロゾール（アリミデックス）、レトロゾール（フェマーラ）、エキセメスタン（アロマシン） |

▼前立腺がんの薬物療法で使われる主なホルモン薬（代表的な医薬品名称）

| | |
|---|---|
| LH-RHアゴニスト製剤 | ：リュープロレリン（リュープリン）、ゴセレリン（ゾラデックス） |
| 抗アンドロゲン薬 | ：クロルマジノン（プロスタール）、フルタミド（オダイン）、ビカルタミド（カソデックス）、エンザルタミド（イクスタンジ）、アビラテロン（ザイティガ） |
| LH-RHアンタゴニスト製剤 | ：デガレリクス（ゴナックス） |
| エストロゲン製剤 | ：エチニルエストラジオール（プロセキソール） |

▼ホルモン薬の副作用

| | |
|---|---|
| 抗エストロゲン薬 | ：ホットフラッシュ（ほてり）、関節痛など |
| アロマターゼ阻害薬 | ：関節痛（開始から3か月前後、約3分の1の患者に起こる）など |
| 抗アンドロゲン薬 | ：女性化乳房、肝機能障害、ほてり、勃起不全など |

## ●免疫チェックポイント阻害薬

がん細胞は、免疫系から逃げ、生き延びるために**免疫チェックポイント**を活用しています。この免疫チェックポイントとは、がんに関わる免疫を制御している重要なポイントを指します。例えばT細胞＊は、その表面にあるPD-1ががん細胞の表面にあるPD-L1と結合すると、「がん細胞への攻撃が弱く」なります。

この「PD-1とPD-L1の結合」を阻害する薬剤が、免疫チェックポイント阻害薬です。結合を阻害することで、T細胞は本来の機能を取り戻し、がん細胞を攻撃できるようになります。

現在、使用されている免疫チェックポイント阻害薬は抗体薬です。抗PD-1抗体薬や抗PD-L1抗体薬のほかに、抗CTLA-4抗体薬があります。

＊**T細胞**　リンパ球の一種。がん細胞を攻撃する免疫監視機能がある。

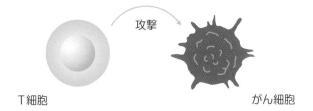

免疫によるがん細胞への攻撃

攻撃

T細胞　　　　　　　　　　　　　　　　　がん細胞

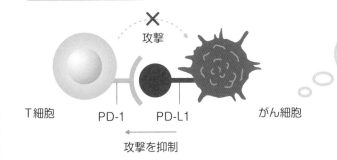

免疫が抑えられる

×
攻撃

T細胞　　PD-1　　PD-L1　　　　がん細胞

←
攻撃を抑制

PD-1とPD-L1が結合するとT細胞の攻撃が弱まります。

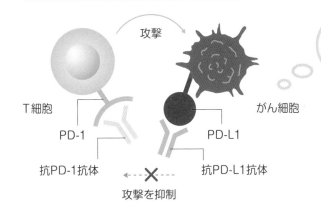

免疫チェックポイント阻害薬を使用

攻撃

T細胞　　　　　　　　　　　　　　　　　がん細胞

PD-1　　　　　　　　　　PD-L1

抗PD-1抗体　　--×--　　抗PD-L1抗体
攻撃を抑制

抗PD-1抗体や抗PD-L1抗体はPD-1とPD-L1の結合を阻害し、T細胞ががん細胞を攻撃できるようにします。

▼主な免疫チェックポイント阻害薬

| 分類 | 代表的な医薬品名称 | 一般名称 |
|---|---|---|
| 抗PD-1抗体薬 | オプジーボ | ニボルマブ |
| | キイトルーダ | ペムブロリズマブ |
| 抗PD-L1抗体薬 | テセントリク | アテゾリズマブ |
| | イミフィンジ | デュルバルマブ |
| | バベンチオ | アベルマブ |
| 抗CTLA-4抗体薬 | ヤーボイ | イピリムマブ |

## ●免疫チェックポイント阻害薬の副作用

免疫チェックポイント阻害薬には、これまでの抗がん薬ではあまりみられなかった副作用が起こります。この副作用は、T細胞が各臓器に浸潤して免疫反応を起こし、免疫反応が過剰になることで起こります。これを免疫関連有害事象(irAE＊)といいます。

irAEは、皮膚、消化器系、内分泌系、神経系など、全身のあらゆる臓器に起こり、その症状は自己免疫疾患に類似しています。そして治療期間中に限らず、薬剤投与を中止したあと(半年～1年経過後)に起こることもあるため、十分に注意が必要です。

irAEを重症化させないためには、初期症状を見逃さず、できるだけ早期に治療を開始する必要があります。そのためには、免疫チェックポイント阻害薬を開始する際に、患者やその家族に「irAEについて説明し理解してもらうこと」が重要だと考えられています。

▼免疫チェックポイント阻害薬の重大な副作用

| 重大な副作用 | 主な症状 |
| --- | --- |
| 分泌異常(甲状腺、下垂体、副腎など) | 疲れやすい、倦怠感、体重の増減など |
| 間質性肺炎 | 乾いた咳、息切れなど |
| 劇症1型糖尿病 | 喉の乾き、水を多く飲む、尿量の増加など |
| 大腸炎、消化管穿孔 | 腹痛を伴う下痢、血便など |
| 重症筋無力症、筋炎 | 物が二重に見える、手足に力が入らないなど |

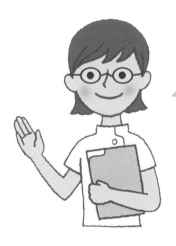

抗悪性腫瘍薬は、作用が強く副作用が多いものばかりです。まずは、薬の名前・用法・用量・投与期間・休薬期間は間違っていないか、薬は適切に飲めているか、などを確認しましょう。加えて、麻薬の使用の確認や、治療に対する不安への対応も大切です。

ベテランナース

＊irAE immune-related Adverse Eventの略。

## がんの痛みは我慢してはいけない

　がんの大半は痛みを伴います。しかし、我慢が美徳であると考える日本人は少なくありません。痛みを長く我慢すると、不眠、食欲の低下、活動の低下など、生活に大きな影響を及ぼします。さらに我慢を続けると、神経が痛みに過敏になり、同じ強さの痛みでもより強く感じてしまいます。

　がんの痛みは軽いうちに治療を開始できれば、短期間で十分な鎮痛が可能です。本当の痛みの状態は、患者にしかわかりません。「いつから」「どこが」「どのようなときに」「どんなふうに」「どのくらい」痛むのかを、具体的に確認しましょう。この状態によって、一般的な鎮痛薬（本文59ページ）や、医療用麻薬などのオピオイド鎮痛薬（本文139ページ）を使用します。

| 痛みの程度 | イメージできる最も強い痛みを「10点」、まったく痛みのない状態を「0点」とすると、今回の痛みは何点ぐらいか、など。 |
| --- | --- |
| | ●痛みを顔で表すときの例<br>痛みの治療を受けるとき、日々「痛み」の変化を記録しておくと役立つことがあります。<br> |

# 副腎皮質ステロイド

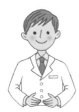

ステロイドは、炎症を鎮めたり、免疫系を抑えたりする作用があります。様々な疾患に使用できる反面、副作用が多いという欠点もあります。ステロイドには、内服薬、注射薬、塗り薬、吸入薬などがありますが、ここでは内服薬、注射薬、塗り薬について紹介します。これらの知識は、内科、耳鼻咽喉科、整形外科をはじめ多くの診療科において必要とされます。

## 副腎皮質ホルモンと薬

腎臓の上に**副腎**と呼ばれる小さな臓器があります。その副腎の皮質（臓器の外側）にある副腎皮質は、鉱質コルチコイドと糖質コルチコイドというステロイドホルモンを産生します。薬としては、糖質コルチコイドや同様の合成品（プレドニゾロンなど）がよく使用されています。

**ステロイド**（**糖質コルチコイド**）は、少量の投与では炎症を鎮める効果を、大量では免疫抑制の効果を発揮します。アレルギー症状、喘息、結膜炎、めまい、耳鳴り、関節リウマチ、潰瘍性大腸炎、皮膚炎、悪性リンパ腫など、多くの疾患に使用されます。

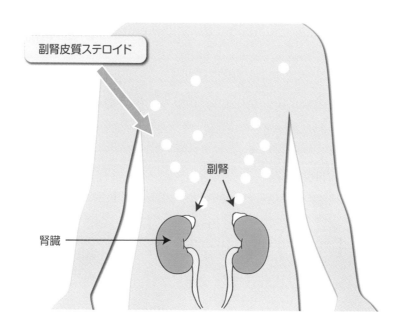

副腎皮質ステロイド

副腎

腎臓

# ステロイドの主な作用

ステロイドの主な作用を見てみましょう。

### ●糖代謝

肝臓において糖新生を促進させますが、他の臓器では糖の利用を低下させます。この作用により、血糖値が上昇し、**糖尿病**の危険が増加します。

### ●脂質代謝

四肢では脂質を分解し、背中や顔では脂質の合成を促進します。この作用により、ムーンフェイス（満月様顔貌）や野牛肩が生じます。

### ●結合組織

骨や軟骨、皮膚において、コラーゲンの産生を低下させます。また、骨をつくる骨芽細胞の寿命を短くし、骨形成を低下させます。この作用により、**骨粗しょう症**の危険が増加します。

### ●免疫系

炎症性サイトカインや抗体の産生を低下させます。この作用により、炎症や自己免疫性疾患（膠原病など）を治療できます。

### ●炎症反応

上記の炎症性サイトカインの産生低下に加え、シクロオキシゲナーゼ-2（COX-2）の誘導を抑制します。この作用により、炎症反応や痛みを抑えます。

このように、ステロイドには様々な作用があります。使用される剤形には、経口薬、坐薬、注射薬、皮膚外用薬（塗り薬）、点鼻薬、点眼薬、吸入薬、口腔用薬などがあります。

# 主なステロイド薬（内服薬・注射薬）

内服薬・注射薬のステロイド薬は、アレルギー性疾患、自己免疫疾患、血液疾患などに使用されます。薬剤の作用持続時間によって、短時間作用型、中間型、長時間作用型に分類されます。

内服薬のステロイドでは、プレドニゾロン（商品名：プレドニンなど）がよく使用されます。

| 作用持続時間 | 代表的な医薬品名称 | 一般名称 |
|---|---|---|
| 短時間作用型 | コートリル錠/サクシゾン注/ソル・コーテフ注 | ヒドロコルチゾン |
| | コートン錠 | コルチゾン |
| 中間型 | プレドニン/水溶性プレドニン | プレドニゾロン |
| | メドロール錠/ソル・メドロール静注用 | メチルプレドニゾロン |
| | レダコート錠/ケナコルト-A注 | トリアムシノロン |
| 長時間作用型 | デカドロン錠/デカドロン注 | デキサメタゾン |
| | リンデロン錠/リンデロン注 | ベタメタゾン |

プレドニゾロン5mgと同等の効果を発揮するステロイド薬は、以下のとおりです。

| ・メチルプレドニゾロン (商品名：メドロールなど) | 4mg |
| ・トリアムシノロン (商品名：ケナコルト-Aなど) | 4mg |
| ・デキサメタゾン (商品名：デカドロンなど) | 0.75mg |
| ・ベタメタゾン (商品名：リンデロンなど) | 0.75mg |

　ステロイド薬の**副作用**は、服用する量や期間によって異なります。服用する期間が短い (数日～1、2週間) 場合は、大量であっても副作用は多くありません。しかし、少量でも長く飲み続ける場合は、副作用に、より一層注意する必要があります。気をつけるべき副作用は、次のとおりです。

| 短期間でも注意 | 数週間以上服用する場合に注意 |
|---|---|
| 血圧の上昇 (高血圧) | 免疫力低下による感染症 |
| 糖尿病の発症や増悪 | 骨粗しょう症 |
| 胃潰瘍や十二指腸潰瘍 | 脂質異常症 |
| 不眠や精神神経障害 | 異常脂肪沈着 (ムーンフェイス、野牛肩、眼球突出) |
| 食欲亢進や体重増加 | 多毛症、皮膚萎縮、尋常性ざ瘡 (にきび) |
| 眼圧の上昇 (緑内障の悪化) | 白内障 (その進行) |

　さらに、ステロイドを3週間以上内服している方は、「飲み忘れや急な減量」に注意が必要です。減量する場合、「食欲不振や全身倦怠、悪心、頭痛」などの**離脱症候群**を起こさないために、ゆっくりと減らしていきます。「2～4週間で10%減らす」のが基本ですが、疾患や副作用の有無によって異なります。

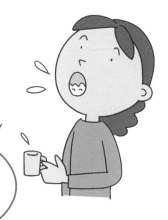

感染予防のために、日頃から手洗い、うがい、マスクの着用、人混みを避けるなどの対策を行っています。

種類によって、効果の持続時間や強さの違いはありますが、気をつけるべき副作用はほぼ同じです。

新人ナース

# 主なステロイド外用剤（塗り薬）

ステロイド外用剤（塗り薬）は、全身性の症状ではなく、局所的な皮膚疾患によく使用されます。作用の強さによって**5段階に分類**されており、使用する部位や症状の強さ、患者の年齢によって使い分けます。最も多い副作用は、皮膚が薄くなることや多毛です。ただし、作用の強いステロイド外用剤を長期的に使い続けると、全身の副作用が起こる可能性もあります。漫然と使い続けないなど、使用する期間にも注意しなければなりません。

## 主なステロイド外用剤の一覧表

参考：厚生労働省研究班「アトピー性皮膚炎治療ガイドライン2008」一部改変

| 強い ↑ | Ⅰ群<br><strongest><br>ストロンゲスト | **デルモベート**<br>0.05%　クロベタゾールプロピオン酸エステル<br>**ジフラール、ダイアコート**<br>0.05%　ジフロラゾン酢酸エステル | |
|---|---|---|---|
| | Ⅱ群<br><very strong><br>ベリーストロング | **フルメタ**<br>0.1%　モメタゾンフランカルボン酸エステル<br>**アンテベート**<br>0.05%　ベタメタゾン酢酸エステル、プロピオン酸エステル<br>**トプシム**<br>0.05%　フルオシノニド<br>**リンデロン-DP**<br>0.064%　ベタメタゾンジプロピオン酸エステル | **マイザー**<br>0.05%　ジフルプレドナート<br>**ビスダーム**<br>0.1%　アムシノニド<br>**テクスメテン、ネリゾナ**<br>0.1%　ジフルコルトロン吉草酸エステル<br>**パンデル**<br>0.1%　酢酸プロピオン酸ヒドロコルチゾン |
| | Ⅲ群<br><br>ストロング | **エクラー**<br>0.3%　デプロドンプロピオン酸エステル<br>**メサデルム**<br>0.1%　デキサメタゾンプロピオン酸エステル<br>**ボアラ**<br>0.12%　デキサメタゾン吉草酸エステル | **ベトネベート、リンデロン-V**<br>0.12%　ベタメタゾン吉草酸エステル<br>**フルコート**<br>0.025%　フルオシノロンアセトニド |
| | Ⅳ群<br><mild><br>マイルド | **リドメックス**<br>0.3%　プレドニゾロン吉草酸エステル酢酸エステル<br>**レダコート、ケナコルト-A**<br>0.1%　トリアムシノロンアセトニド<br>**アルメタ**<br>0.1%　アルクロメタゾンプロピオン酸エステル | **キンダベート**<br>0.05%　クロベタゾン酢酸エステル<br>**ロコイド**<br>0.1%　ヒドロコルチゾン酢酸エステル |
| 弱い ↓ | Ⅴ群<br><weak><br>ウィーク | **プレドニゾロン**<br>0.5%　プレドニゾロン<br>**グリメサゾン軟膏**<br>0.05%　デキサメタゾン | |

出典：よくわかるアトピー性皮膚炎 - 公益財団法人日本アレルギー協会

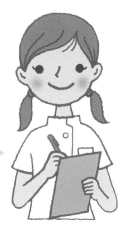

リンデロンDPはⅡ群（very strong）、リンデロンVはⅢ群（strong）であり、同じような名前の製品でも強さが異なるため、注意が必要です。

新人ナース

人間の皮膚は、場所によって厚さが違うため、同じ薬を塗っていても「吸収される量」が大きく変わります。例えば、前腕の吸収率を1とすると、頭皮は3.5、頬は13、陰部は42といった割合です。このように、薬を塗る場所によっては吸収率が何十倍にもなるため、同じ薬を使うわけにはいきません。吸収率の高い部位には作用の強いステロイド外用剤を使わないなど、注意が必要です。疾患によっては、ステロイド外用剤を長期的に使用する場合もあるため、たかが塗り薬と油断してはいけません。

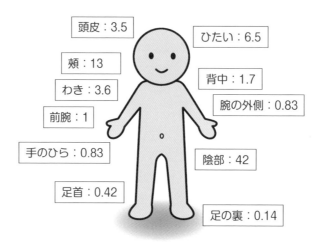

**ステロイド外用剤の吸収率**

頭皮：3.5
ひたい：6.5
頬：13
わき：3.6
背中：1.7
前腕：1
腕の外側：0.83
手のひら：0.83
陰部：42
足首：0.42
足の裏：0.14

またステロイド外用剤には、軟膏、クリーム、ローションといった剤形があります。軟膏は、刺激が少なく保湿力も高い反面、ベタつきがあります。ローションは、のびがよく塗りやすい反面、落ちやすい傾向にあります。クリームは、これらの中間に位置します。ステロイド外用剤は、作用の強さ、使用する部位に加えて、適した剤形を選ぶことも大切です。

ちょっと
豆知識

## ステロイドのよくある誤解

ステロイドの軟膏を塗り続けると皮膚が茶色くなる、といった考えは間違いです。

まず、アトピー性皮膚炎や湿疹などの炎症が続くと、メラニン色素が産生され色素沈着が起こります。ステロイドの軟膏を使用すると、皮膚の炎症などの「赤み」が消え、キレイな皮膚になります。

そして、ステロイドの軟膏を塗る前から生じていた色素沈着が、徐々に現れます。ここで、「ステロイドの軟膏を塗ったら皮膚が茶色くなった」と誤解されがちです。

このような副作用を恐れて中途半端に使用すると、炎症が続き、色素沈着が生じてしまいます。

# 抗血栓薬

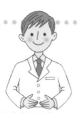

血管内の血液凝固は、脳梗塞や心筋梗塞につながる危険があります。予防するための「血液サラサラの薬（抗血栓薬）」について理解しましょう。これらの知識は、内科や外科をはじめ手術を実施する診療科において必要とされます。

## 血液の凝固

　血液が固まるためには、血液中の**血小板**や**凝固因子**が必要です。通常は、怪我などの出血を止めるために働きます。しかし、心房細動や血管壁の損傷など、血管内の異常が起こると、血管内に血のかたまり（血栓）ができやすくなります。

血液凝固とその因子

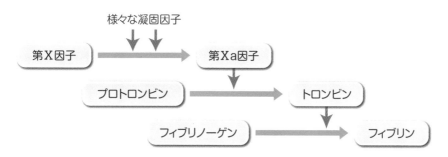

　凝固因子は「X」などのローマ数字で表されます。凝固因子は複雑に絡み合い、血液を固めます。最終的に、第Ｘａ因子という凝固因子によって、プロトロンビンがトロンビンになります。そして、トロンビンによって**フィブリン**がつくられます。

　フィブリンは、血液凝固に関わるタンパク質で、網のように広がり血小板や赤血球を包みます。血小板が凝集してできた血栓に対して、フィブリンは糊のように働き、血栓中の血小板を固定します。

血小板とフィブリン

傷に血小板が集まる（凝集）

フィブリンが血小板を固定する

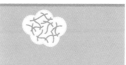

## 血栓の種類

血栓には、次の種類があります。

### 白色血栓

主に血小板とフィブリンからなる血栓で、血小板が白いため血栓も白く見えます。動脈硬化などで粗くなった血管壁や傷ついた血管壁でつくられやすい特徴があります。血小板の凝集を抑えるために、抗血小板薬を使用し予防します。主に動脈でできる「白色血栓」は、脳血管障害（心原性脳塞栓症を除く）、心筋梗塞、閉塞性動脈硬化症などの原因です。

抗血小板薬 ⟶ 白色血栓
血小板とフィブリン

### 赤色血栓

主に赤血球とフィブリンからなる血栓で、赤血球が赤いため血栓も赤く見えます。静脈などの血流が緩やかなところや、不整脈が起こった心室内などの血流が乱れやすいところでつくられやすい、という特徴があります。フィブリンの生成を抑えるために、抗凝固薬を使用し予防します。主に静脈でできる「赤色血栓」は、心原性脳塞栓症、肺塞栓症、エコノミークラス症候群（深部静脈血栓症／肺塞栓症）などの原因です。

抗凝固薬 ⟶ 赤色血栓
赤血球とフィブリン

## エコノミークラス症候群と薬

エコノミークラス症候群（深部静脈血栓症／肺塞栓症）は、赤色血栓によって起こります。長時間、足を動かさずに同じ姿勢でいると、足の深部（ひざの裏や太ももの奥）にある静脈に、血栓（深部静脈血栓）ができやすくなります。

この状態で急に立ち上がると、血栓は血流にのって肺の血管を閉塞してしまいます。初期症状である、片足のしびれや腫れ、痛み、歩行時の息切れに注意が必要です。

脱水などにより、エコノミークラス症候群の発症を助長する薬があります。SGLT2阻害薬、利尿薬、骨粗しょう症治療薬（ラロキシフェン、バゼドキシフェン）、経口避妊薬（ピル等）に注意しましょう。

# 抗血小板薬

血小板の凝集を抑え血栓を予防する薬です。不安定狭心症、心筋梗塞、脳血管障害（心原性脳塞栓症を除く）の再発防止、冠動脈バイパス術後における血栓・塞栓の抑制の目的、および末梢動脈疾患における血栓・塞栓の抑制の目的などで使用されます。

## 血小板が集まると血栓ができ、血液の流れが悪くなる

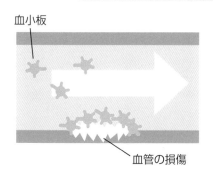

血小板

血管の損傷

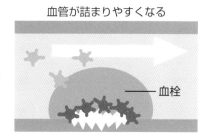

血管が詰まりやすくなる

血栓

| 代表的な医薬品名称 | 一般名称 | 特徴 | 休薬期間目安/出血リスクの高い手術前等 |
|---|---|---|---|
| バファリン/バイアスピリン | アスピリン | COX-1を阻害しTXA2を減少させ、血小板凝集を抑制する。高用量では消炎鎮痛作用を発揮する。 | 7〜10日 |
| パナルジン | チクロピジン | 血小板内のcAMP濃度を高め、血小板凝集を抑制する。無顆粒球症、重篤な肝障害などの重大な副作用が報告されている。 | 10〜14日 |
| プラビックス | クロピドグレル | チクロピジンの安全性を高めた医薬品。 | 14日 |
| エフィエント | プラスグレル | クロピドグレルに比べ、早期から効果を示す。代謝酵素CYP2C19の影響が少なく、個体差が少ない。 | 14日 |
| プレタール | シロスタゾール | 間接的に血小板内のcAMP濃度を高め、血小板凝集を抑制する。血流増加、内皮機能改善・保護の作用がある。 | 2〜4日 |
| エパデール | イコサペント酸 | TXA2を減少させ、血小板凝集を抑制する。中性脂肪を下げる効果がある。 | 7〜10日 |
| アンプラーグ | サルポグレラート | 血小板の5-HT2受容体を阻害し、血小板凝集を抑制する。血管収縮を抑制する作用がある。 | 1日 |

チクロピジン、クロピドグレル、プラスグレルは、アスピリンよりも強力な血小板凝集抑制薬です。シロスタゾール、イコサペント酸、サルポグレラートは、抗血小板作用以外にも作用があるため、多目的に使用されます。

## 抗凝固薬

　凝固因子に作用し血栓を防止する薬です。形成された血栓がさらに大きくならないようにする目的、心房細動での血栓塞栓症の予防目的、血栓症（静脈血栓症、肺塞栓症、心筋梗塞症、脳塞栓症など）の予防や再発防止の目的その他で使用されます。

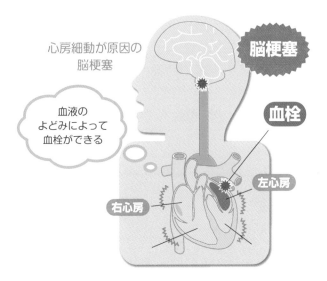

心房細動が原因の脳梗塞

血液のよどみによって血栓ができる

**脳梗塞**

**血栓**

左心房

右心房

| 代表的な医薬品名称 | 一般名称 | 特徴 | 休薬期間目安／出血リスクの高い手術前等 |
|---|---|---|---|
| ヘパリン | ヘパリン | 第Ⅹa因子とトロンビンを阻害し、血液凝固を防止する。 | プロタミン投与で中和可能 |
| リクシアナ | エドキサバン | 第Ⅹa因子を阻害し、血液凝固を防止する。1日1回経口投与する。定期的な血液検査の必要はない。 | 1日 |
| イグザレルト | リバーロキサバン | 第Ⅹa因子を阻害し、血液凝固を防止する。1日1回経口投与する。定期的な血液検査の必要はない。 | 1日 |
| エリキュース | アピキサバン | 第Ⅹa因子を阻害し、血液凝固を防止する。1日2回経口投与する。定期的な血液検査の必要はない。 | 2〜4日 |
| ワーファリン | ワルファリン | ビタミンKを必要とする凝固因子（Ⅱ、Ⅶ、Ⅸ、Ⅹ）の生合成を抑制し、血液凝固を防止する。ビタミンKを大量に含む食物（クロレラ、青汁）や、ビタミンKを産生する納豆菌によって効果が減弱する。他剤よりも作用時間が長く、薬物相互作用も多い。 | 3〜5日<br>緊急時はビタミンK静注 |
| プラザキサ | ダビガトラン | トロンビンを阻害し、血液凝固を防止する。1日2回経口投与する。定期的な血液検査の必要はない。80％が腎臓で排泄されるため、腎機能に合わせて用量の調節を行う。 | 1〜4日 |

　ワルファリンは、他の薬剤にはない特徴（食事の制限や薬物相互作用など）があるにもかかわらず、現在でもよく使用されています。半減期が55〜133時間と長いため、継続して服用している方が飲み忘れたとしても、血中濃度に大きな変化はありません。

さらに、血液検査をすることで、「薬の効き目」をPT-INRという数値で測ることができます。ワルファリンの量を調整し、年齢や疾患に合わせたPT-INRを目指します。一般的に、70歳未満ではPT-INR 2.0〜3.0、70歳以上ではPT-INR 1.6〜2.6でのコントロールが推奨されています。

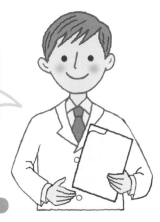

> ワルファリンは、個人差が大きい薬です。1mg服用しただけで適正な値 (PT-INR) になる方もいれば、5mg以上服用しなければ適正な値にならない方もいます。
>
> 薬剤師

## 血栓溶解薬

血栓は、**プラスミン**というタンパク質によって溶解することができます。ただ、血液中のプラスミンは、血栓溶解の作用を持たない**プラスミノーゲン**として存在しています。

ウロキナーゼやアルテプラーゼは、プラスミノーゲンをプラスミンへ変化させる薬剤です。

| 代表的な医薬品名称 | 一般名称 | 特徴 |
|---|---|---|
| ウロナーゼ | ウロキナーゼ | フィブリンをフィブリン分解物に変化させる。つまり、フィブリン (血栓) を溶かし、心筋梗塞や脳梗塞を治療する。他の部位での出血 (脳出血など) に注意が必要。アルテプラーゼの方が血栓への選択性が高く、安全性が高い。 |
| アクチバシン/グルトパ | アルテプラーゼ | |

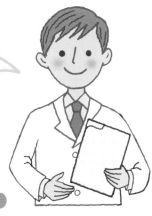

> 脳梗塞は発症4.5時間以内、心筋梗塞は発症6時間以内と、時間との闘いです。早く状態を把握し、早く処置しなければなりません。
>
> 薬剤師

# 抗血栓薬と出血のリスク

　抗血栓薬は、出血傾向を増加させる危険があります。薬の名前・用法・用量は間違っていないか、患者はきちんと薬を飲んでいるか、を確認する必要があります。飲みすぎると出血の危険があり、飲まないと血栓の危険があります。

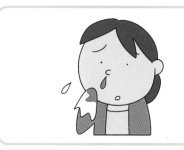

鼻や歯茎などから出血が続く…。

あざ（内出血）ができた…。

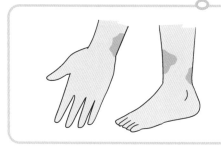

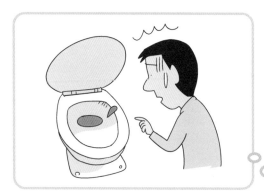

　抗血栓薬を服用している間は、少しぶつけただけでも、あざができやすくなります。危険な作業は避けるなど、怪我への注意が必要です。大きな皮下出血、歯茎からの出血、鼻血、吐血、下血などが起こる場合には、薬の効きすぎや重大な疾患の疑いがあるため、注意が必要です。

血尿や血便（赤色、黒色便）が出た…。

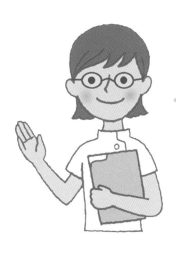

本書に書かれている休薬期間（本文131、132ページ）は、あくまで目安であり、病院によって異なります。定められたルールがある場合は、そちらを遵守するようにしましょう。

ベテランナース

# 抗不整脈薬

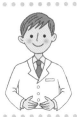 かつて、不整脈は「命に関わる大問題」という認識があり、すぐに治療する傾向がありました。しかし、時代とともに考えが変わっていきました。不整脈の薬は、新たな不整脈を起こすこともあるため慎重に使われます。これらの知識は、内科や循環器内科などの診療科において必要とされます。

## 不整脈の治療

心臓に機能的障害（心臓そのものの異常）がない場合でも、不整脈は起こります。心臓の細胞のちょっとした異常による不整脈、原因がはっきりしない不整脈も多くみられます。不整脈の症状は様々で、無症状であることもよくあります。健康な人でも歳をとれば、ある程度の不整脈は起こります。動悸、意識消失、突然死を起こす原因となる不整脈もあれば、ほうっておいてもよい不整脈もあります。

不整脈治療の目的は、不整脈の消失または減少、それに伴うQOLの改善、不安の除去、生命予後（病気がたどる経過と結末）をよくすることにあります。不整脈の治療は、薬物療法、カテーテルアブレーション、外科的手術、植え込み型除細動器、ペースメーカーです。不整脈の原因となる疾患、他の疾患（持病）、治療による身体への負担などを考慮し、治療の方針が決められます。

### 不整脈への対応

- 不整脈
  - 無治療（経過観察）
  - 薬物療法
  - 非薬物療法
    - カテーテルアブレーション
    - 外科的手術
    - 植え込み型除細動器
    - ペースメーカー

不整脈の薬物療法は、他の疾患よりも規則性があるといわれます。つまり、「この不整脈には、この薬」というように、ある一定の法則があります。心臓の仕組みと薬の作用を理解することが大切です。

## 心臓の動きと不整脈

心臓は、電気刺激によって自動的に動いています。正常な電気刺激は、洞結節から始まり、心房、房室結節、ヒス束、プルキンエ線維、心室へと伝わります。しかし、洞結節以外の部分（房室結節など）から異常な電気刺激が発生することがあり、これが不整脈の原因となります。

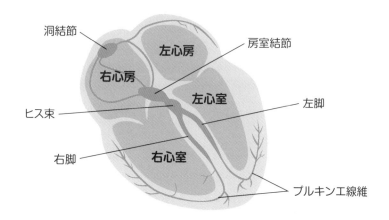

洞結節　左心房　房室結節　右心房　左心室　左脚　ヒス束　右脚　右心室　プルキンエ線維

## 抗不整脈薬とCAST*試験

抗不整脈薬は、異常な電気刺激が発生しないように抑制したり、電気刺激が心臓全体に伝わらないように抑制します。電気刺激が伝わらず心機能が低下すること、新たな不整脈が発生することをはじめ、多くの副作用に注意が必要です。

CAST試験は、「抗不整脈薬を使用して心室性不整脈を減らすと、予後がどうなるか」を確かめる大規模臨床試験でした。心室性不整脈が減ると予後がよくなると期待されていましたが、結果は逆でした。抗不整脈薬の使用によって予後が悪くなり、試験は途中で中止されました。

このCAST試験によって、ただ不整脈を抑えただけでは予後はよくならないことがわかりました。そして、安易に抗不整脈薬を使用せず、心不全や基礎疾患に応じた治療がなされるようになりました。

＊ CAST　Cardiac Arrhythmia Suppression Trialの略。

# 抗不整脈薬の基礎

まずは、心電図などを用いて薬の効果を評価し、最適な抗不整脈薬を選ぶ必要があります。そして緊急度が低いときは少量から投与し、投与期間は短くするべきです。薬の適応や用量を誤ると突然死をきたす可能性もあるため、注意が必要です。薬が効かない場合は、非薬物療法に切り替えます。

## ●Naチャネル遮断薬

心臓が動くためには、NaやK、Caなどのイオンが必要です。その中でも、Naは心臓の興奮の始まりに関係しています。Naチャネル遮断薬は、心房筋、心室筋、プルキンエ線維に対して働き、電気刺激の伝導を抑制します。心筋の収縮力が下がることに注意が必要です。

患者の不整脈に合った「抗不整脈薬」を使わないと、新たな不整脈を引き起こす危険があります。

新人ナース

## ●β遮断薬

β（$β_1$）受容体の刺激によって、洞結節や異常心筋において自動能が亢進します。これによって、電気刺激がぐるぐる回る（リエントリー性の）不整脈や頻脈性不整脈が起こります。β遮断薬は、β受容体の刺激を防ぐことで抗不整脈効果を発揮します。プロプラノロールなど、高用量でNaチャネル遮断作用を示すものがあります。

## ●Kチャネル遮断薬

心臓の、電気刺激に反応しない時間（不応期）を延長します。リエントリー性の不整脈を抑制します。心筋収縮力の抑制がない利点を持ちますが、QT時間延長に伴う**多形性心室頻拍**（torsade de pointes、TdP）に注意が必要です。

## ●Ca拮抗薬

心臓の収縮に関わるCaチャネルを抑制します。発作性上室頻拍やリエントリー性不整脈に効果が期待できます。心拍数を低下させ、電気刺激の伝導を抑制します。上室性頻拍が心室へ伝わらないようにし、心室頻脈を防ぎます。次ページの表に載せた3種類は、主に降圧薬として使用されるジヒドロピリジン系Ca拮抗薬とは異なるCa拮抗薬です。

| 分類 | 代表的な医薬品名称 | 一般名称 | 心臓外の副作用 |
|---|---|---|---|
| Naチャネル遮断薬 | キシロカイン | リドカイン | ショック、嘔吐、痙攣、興奮 |
| | メキシチール | メキシレチン | 消化器症状、幻覚、紅皮症 |
| | アミサリン | プロカインアミド | SLE様症状、顆粒球減少、肝障害、血圧低下 |
| | リスモダン | ジソピラミド | 口渇、尿閉、排尿困難、低血糖 |
| | キニジン | キニジン | Cinchonism（めまいなど）、消化器症状 |
| | プロノン | プロパフェノン | 筋肉痛、熱感、頭痛、悪心、肝障害 |
| | アスペノン | アプリンジン | しびれ、振戦、肝障害、白血球減少 |
| | シベノール | シベンゾリン | 頭痛、めまい、口渇、尿閉、低血糖 |
| | ピメノール | ピルメノール | 頭痛、口渇、尿閉 |
| | タンボコール | フレカイニド | めまい、耳鳴、羞明、霧視、下痢 |
| | サンリズム | ピルシカイニド | 消化器症状、神経症状（ともに少ない） |
| β遮断薬 | インデラル | プロプラノロール | 気管支喘息、倦怠感 |
| | ナディック | ナドロール | 気管支喘息、倦怠感 |
| Kチャネル遮断薬 | ソタコール | ソタロール | 気管支喘息、頭痛、倦怠感 |
| | アンカロン | アミオダロン | 肺線維症、甲状腺機能異常、角膜色素沈着、血圧低下 |
| | シンビット | ニフェカラント | 口渇、ほてり、頭重感 |
| Ca拮抗薬 | ベプリコール | ベプリジル | めまい、頭痛、便秘、肝障害、倦怠感、肺線維症 |
| | ワソラン | ベラパミル | 便秘、頭痛、顔面のほてり |
| | ヘルベッサー | ジルチアゼム | 消化器症状、ほてり |

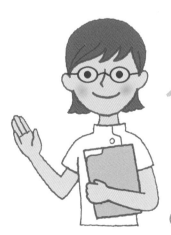

新たに不整脈が起こった場合は、薬を疑うようにしましょう。また、嘔吐や下痢、食欲不振のときには、電解質のバランスが崩れるため、薬を漫然と服用させてはいけません。水分や電解質の補給、薬の中止も検討するべきです。

ベテランナース

# オピオイド鎮痛薬

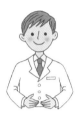

がんなどの激しい疼痛には、オピオイド鎮痛薬が使用されます。オピオイド鎮痛薬とは、麻薬性鎮痛薬やその関連薬などの総称です。神経系のオピオイド受容体に作用し、痛みを起こす物質を抑制することで、強力な鎮痛効果を発揮します。がんの痛みでは、鎮痛薬を適切に使用することで、80％はコントロール可能とされています。ここでは、オピオイド鎮痛薬の分類と特徴について学びましょう。これらの知識は、主に外科、整形外科、内科などの診療科において必要とされます。

## 非麻薬と麻薬の分類

オピオイド鎮痛薬は、**非麻薬性鎮痛薬**と**麻薬性鎮痛薬**に分類できます。非麻薬性鎮痛薬は、主にNSAIDsを使用しても改善しない「軽度～中等度の痛み」に使用されます。鎮痛効果は強力ですが、服用量を増やすと、ある一定のところで有効限界がみられます。つまり、鎮痛効果が上がらず、頭打ちになります（天井効果）。

麻薬性鎮痛薬は、主に非麻薬性鎮痛薬を使用しても改善しない「中等度～強度の痛み」に使用されます。鎮痛効果は強力であり、麻薬性鎮痛薬に天井効果はありません。痛みに応じて増量しますが、副作用が多いため注意が必要です。

## 弱オピオイドと強オピオイドの分類

オピオイドは、軽度から中等度の痛みに使われる**弱オピオイド**と、中等度から高度の痛みに使われる**強オピオイド**に分類できます。

がんの痛みには、WHOが提唱している「三段階除痛ラダー」と「鎮痛薬使用の5原則」を基準に鎮痛薬が処方されます。原則として、非オピオイドから始め、弱オピオイド、そして強オピオイドへ段階を上げていきます。

## 三段階除痛ラダー

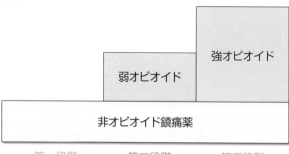

強オピオイド

弱オピオイド

非オピオイド鎮痛薬

第一段階　　　　第二段階　　　　第三段階

※鎮痛補助薬、放射線治療、神経ブロックなどは、適応があればどの段階でも開始する。

## 鎮痛薬使用の5原則

・経口的に (by mouth)
・時刻を決めて規則正しく (by the clock)
・除痛ラダーに沿って効力の順に (by the ladder)
・患者ごとの個別的な量で (for the individual)
・その上で細かい配慮を (with attention to detail)

▼主なオピオイド鎮痛薬

| 分類 | 代表的な医薬品名称 | 一般名称 | 規制区分 |
|---|---|---|---|
| 弱オピオイド | ソセゴン | ペンタゾシン | 向精神薬 |
| | トラマール | トラマドール | — |
| | コデイン | コデイン | 麻薬*1 |
| 強オピオイド | レペタン/ノルスパン | ブプレノルフィン*2 | 向精神薬 |
| | アンペック/オプソ | モルヒネ | 麻薬 |
| | フェントス/デュロテップ | フェンタニル | 麻薬 |
| | オキノーム/オキシコンチン | オキシコドン | 麻薬 |
| | タペンタ | タペンタドール | 麻薬 |
| | ペチジン | ペチジン | 麻薬 |
| | ナルラピド/ナルサス/ナルベイン | ヒドロモルフォン | 麻薬 |
| | メサペイン | メサドン | 麻薬 |

*1　コデインは1％や10％の製剤があり、1％製剤は麻薬指定ではない。
*2　ブプレノルフィンは少量であれば、弱オピオイドとして使用されることもある。

## オピオイドの副作用と精神依存

オピオイド鎮痛薬の三大副作用は、便秘、悪心・嘔吐、眠気です。便秘は、発生率が非常に高く耐性もできづらいため、緩下剤などの投与が必要です。悪心・嘔吐は、通常1～2週間程度で耐性ができ改善します。制吐剤を投与し、1～2週間後に減量・中止を検討します。

眠気は、3～5日ほどで耐性ができ、自然と改善します。強い眠気の場合は、1回の投与量を20～30％減量することを検討します。ほかにも過鎮静、呼吸抑制などの副作用があるため注意が必要です。いびき、陥没呼吸、不規則呼吸が起こっていないか、意識レベルや呼吸数の確認が重要です。

また、患者の中には「麻薬は精神依存が起こりやすいから使いたくない」と心配し、使用をためらう方が少なくありません。しかし、痛みがある状態では、オピオイド鎮痛薬を使用しても依存症になることはありません。つまり、正しく使用すれば、依存を起こさずに痛みを抑えることができます。

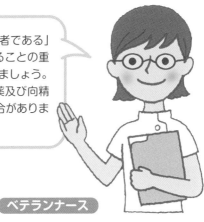

患者によっては、「痛みを訴えない患者が良い患者である」といった誤った認識を持っています。痛みをとることの重要性や、オピオイド鎮痛薬の正しい使い方を伝えましょう。また、オピオイド鎮痛薬の不適切な使用は、「麻薬及び向精神薬取締法」により、罰金や懲役の対象となる場合があります。取り扱いには十分に注意しましょう。

ベテランナース

ちょっと豆知識

## 熱による貼付薬の吸収増加

皮膚に貼付する麻薬性鎮痛薬は、はがれないように注意が必要です。貼付部位は汗を取り除いたりして清潔にし、貼付後は30秒程度、手のひらでしっかりと押さえましょう。また、貼付後、熱が加わりすぎると薬の放出量が増え、体内への吸収量が増える危険があります。電気毛布、電気パッド、カイロ、湯たんぽ、長時間の入浴、サウナ、過度な日光浴などは避けるようにしましょう。

# chapter 5

# 高齢者の適切な
# 薬物療法

高齢者は多剤服用になり、薬の有害事象が起こりやすい傾向にあります。

状況を見極め対応することで、薬の有害事象から患者を守ることができます。

# 高齢者の多剤服用

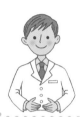

高齢者、その中でも75歳以上の高齢者が増加しており、「高齢者の薬物療法」の需要が高まっています。高齢者では、一般成人に比べて薬の効果が強く出すぎるなど、薬物有害事象が多く発生しています。さらに、高齢入院患者の3～6%は薬が原因であり、長期入院の要因にもなるといわれます。そういった高齢者の現状や問題点について学びましょう。これらの知識は、すべての診療科において必要とされます。

 ## 高齢者の現状とポリファーマシー問題

65～74歳の13.6%が7種類以上、28.0%が5種類以上、そして75歳以上の24.8%が7種類以上、41.1%が5種類以上の薬剤を処方されています。この背景には、生活習慣病や老年症候群※による「複数の医療機関の受診」があります。高齢者は、治療や症状緩和のための薬剤が多く処方され、多剤服用になりやすい傾向があります。

多くの種類の薬を服用していても、有害事象が必ず起こるわけではありません。多剤服用の中でも害をなすものを**ポリファーマシー**と呼びます。服用する薬の数が多いため、例えば「薬物有害事象が起こる」「薬を間違えて服用する」「服薬アドヒアランスが低下する」といった問題が起きていれば、その状態はポリファーマシーです。

### 服用薬剤数と薬物有害事象の頻度

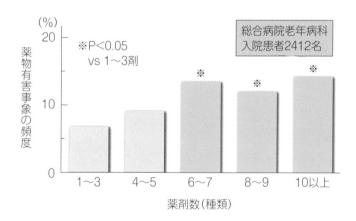

「高齢者の医薬品適正使用の指針（総論編）」（厚生労働省、2018年）より引用

※**老年症候群**　加齢に伴い高齢者に多くみられる「医師の診察や介護・看護を必要とする症状・徴候」の総称。

　薬物有害事象は「服用する薬の数」にほぼ比例して増加します。その中で、「6種類以上が特に薬物有害事象の発生増加に関連した」というデータもあります。とはいえ、治療に6種類以上の薬剤が必要な場合もあれば、3種類で有害事象が起きる場合もあります。つまり、本質的にはその処方の中身が重要なのです。服用する薬の数や種類のみに着目するのではなく、患者の病態、生活、環境を考慮した「適切な薬物療法」が求められます。

## ポリファーマシーはなぜ起こる？

　ポリファーマシーとなる主な原因は2つあります。1つは、病状ごとの受診です。新たな病状が加わるたびに新たな医療機関を受診していると、足し算的に服用薬が増えていき、ポリファーマシーとなることがあります。

　もう1つは、処方カスケードです。「ある病状に処方したA剤で副作用が生じたが、それを薬の副作用と捉えず、B剤を処方した。さらに、B剤による副作用が生じたため、C剤を処方した」という流れで、悪循環に陥る可能性があります。

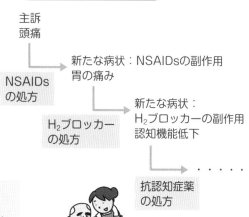

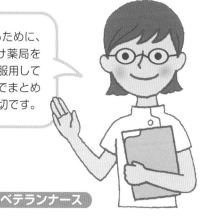

> このような問題を解決するために、かかりつけ医やかかりつけ薬局を持つように勧めましょう。服用しているすべての薬を、1か所でまとめて把握・管理することが大切です。
>
> ベテランナース

# 高齢者の薬物動態の変化

薬剤の吸収・分布・代謝・排泄（薬物動態）は、加齢による影響を受けます。通常、体内に残る薬の量や時間が増えるため、薬物有害事象が起こりやすくなります。特に腎機能が低下している場合は、「薬の服用量を減らすべきケース」も多いため注意が必要です。

| | 加齢による生理的な変化 | 薬物動態の変化 |
|---|---|---|
| 吸収 | 消化管運動機能低下 | 薬剤の血中濃度が上昇することもあれば、逆に低下することもある。（薬剤によって異なる） |
| | 消化管血流量低下 | |
| | 胃内pH上昇 | |
| 分布 | 体脂肪率増大 | 脂溶性薬物が体内に残りやすくなる。 |
| | 体内水分量減少 | 水溶性薬物が体内に分布しづらくなる。 |
| 代謝 | 肝重量減少 | 薬剤が代謝されず、体内に残りやすくなる。（血中濃度が上昇するなど） |
| | 肝血流量低下 | |
| 排泄 | 腎血流量低下 | 薬剤が排泄されず、体内に残りやすくなる。（血中濃度が上昇するなど） |
| | 糸球体濾過量低下 | |
| | 尿細管分泌低下 | |

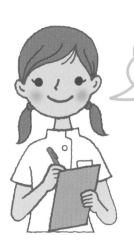

添付文書に「腎機能に対応する用法・用量の目安」が書かれている医薬品もありますね。

新人ナース

# 高齢者でよく使われる薬の特徴

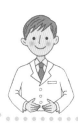

高齢者では薬の血中濃度が増大したり、薬が体内に残りやすくなったりします。そのため、薬剤の投与量を調整する必要があります。一般に少量から開始し、効果や有害事象をモニタリングしながら徐々に増量していきますが、薬剤によって一様ではありません。ここでは、高齢者によく使用されている薬剤の留意点について学びましょう。これらの知識は、すべての診療科において必要とされます。

## ✚ 中枢神経作用薬

　年齢とともに睡眠時間は短く、そして睡眠は浅くなります。必要に応じて催眠鎮静薬や抗不安薬が使用されますが、高齢者では有害事象が起こりやすく、依存などの危険性もあります。できる限り少量の使用にとどめ、漫然と長期間使用することのないよう注意が必要です。

　ただし、ベンゾジアゼピン系薬剤は、急な中止により離脱症状が発現するリスクがあるため、中止・減量する場合には慎重に行う必要があります。

| 分類 | 代表的な医薬品名称（一般名称） | 留意点 |
|---|---|---|
| ベンゾジアゼピン系催眠鎮静薬 | レンドルミン（ブロチゾラム）、サイレース（フルニトラゼパム）、ベンザリン/ネルボン（ニトラゼパム）など | 過鎮静、認知機能の悪化、運動機能の低下、転倒、骨折、せん妄などのリスクがある。 |
| | ハルシオン（トリアゾラム） | 健忘のリスクがあるため、使用はできるだけ控える。 |
| | ダルメート（フルラゼパム）、セルシン/ホリゾン（ジアゼパム）、ソメリン（ハロキサゾラム）など | 長時間作用型。体内の濃度が上昇しやすく、有害事象が起こりやすいため、使用するべきでない。 |
| 非ベンゾジアゼピン系催眠鎮静薬 | アモバン（ゾピクロン）、マイスリー（ゾルピデム）、ルネスタ（エスゾピクロン） | 転倒、骨折のリスクがある。 |
| ベンゾジアゼピン系抗不安薬 | コンスタン/ソラナックス（アルプラゾラム）、デパス（エチゾラム）など | 転倒、骨折などのリスクがあるため、使用はできるだけ控える。 |

# 降圧薬

降圧薬の選択は、高齢者も若年者も大きな違いはありません。ただ、高齢者は血圧調整機能が弱くなっているため、急激に血圧を下げないよう注意が必要です。低用量 (常用量の1/2) から投与を開始し、ゆっくりと最終的な降圧目標を目指します。薬物有害事象が起きた場合には、薬の減量や中止、変更を考慮しなければなりません。

また、使用する降圧薬の数に上限はありませんが、服薬アドヒアランスの観点からも、薬剤数はできるだけ少なくするよう推奨されています。

| 分類 | 代表的な医薬品名称 (一般名称) | 留意点 |
|---|---|---|
| Ca拮抗薬 | ノルバスク/アムロジン (アムロジピン)、アダラートCR (ニフェジピン)、アテレック (シルニジピン) など | 心血管疾患予防の観点から第一選択薬だが、合併症に有用な他の降圧薬を選択する場合もある。 |
| ARB | オルメテック (オルメサルタン)、ミカルディス (テルミサルタン)、アジルバ (アジルサルタン) など | |
| ACE阻害薬 | タナトリル (イミダプリル)、レニベース (エナラプリル)、コバシル (ペリンドプリル) など | 誤嚥性肺炎を繰り返す場合には、誤嚥予防も含めて有用である。 |
| サイアザイド系利尿薬 | フルイトラン (トリクロルメチアジド) など | 少量では、心血管疾患予防の観点から第一選択薬。常用量では、骨折リスクの高い場合に使用を検討する。 |
| α遮断薬 | エブランチル (ウラピジル)、カルデナリン (ドキサゾシン) など | 起立性低血圧、転倒のリスクがあるため、可能な限り使用を控える。 |
| β遮断薬 | セロケン (メトプロロール) など | 心不全、頻脈、労作性狭心症、心筋梗塞後に使用を検討する。 |

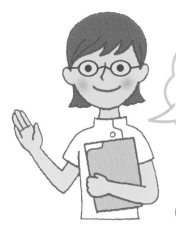

誤嚥性肺炎を予防するために推奨される降圧薬もあれば、転倒を防ぐために推奨されないものもあります。降圧薬の分類をしっかり確認しましょう。

ベテランナース

# 糖尿病治療薬

高齢者の糖尿病治療は、低血糖を起こさないなど、安全性に十分注意しなければなりません。特に75歳以上やフレイル・要介護では、認知機能や日常生活動作（ADL）に合わせた治療目標を設定するべきだと考えられています。さらに高齢者は、腎機能など生理機能が低下していることが多くあります。そのため、HbA1cの目標値を若年者よりも高めに設定する、薬を低用量から投与開始する、といった慎重な対応が求められます。

| 分類 | 代表的な医薬品名称（一般名称） | 留意点 |
|---|---|---|
| インスリン製剤 | ノボラピッド（インスリン アスパルト）、アピドラ（インスリン グルリジン）など | 低血糖を起こしやすいため、高血糖性昏睡を含む急性病態を除き、可能な限り使用を控える。 |
| SU薬 | アマリール（グリメピリド）、グリミクロン（グリクラジド）、オイグルコン／ダオニール（グリベンクラミド）など | 低血糖を起こしやすいため、低血糖が疑わしい場合には減量や中止を考慮する。特に、グリベンクラミドなどの血糖降下作用の強いものの投与は避けるべきである。可能な限り、DPP-4阻害薬への変更を検討する。 |
| ビグアナイド薬 | グリコラン／メトグルコ（メトホルミン） | 低血糖、乳酸アシドーシス、下痢に注意する。 |
| チアゾリジン薬 | アクトス（ピオグリタゾン） | 心不全など、心臓系のリスクが高い患者への投与は避ける。骨折のリスクが高い患者への使用は控える。 |
| α-グルコシダーゼ阻害薬 | セイブル（ミグリトール）、ベイスン（ボグリボース）、グルコバイ（アカルボース） | 腸閉塞などの重篤な副作用に注意する。 |
| SGLT2阻害薬 | スーグラ（イプラグリフロジン）、フォシーガ（ダパグリフロジン）、ルセフィ（ルセオグリフロジン）、デベルザ／アプルウェイ（トホグリフロジン）、カナグル（カナグリフロジン）、ジャディアンス（エンパグリフロジン） | 脱水や過度の体重減少、ケトアシドーシスなどの副作用に注意する。腎機能が低下した場合には、効果が期待できない可能性がある。尿路・性器感染のある患者への使用は避ける。発熱・下痢・嘔吐など、食事が十分摂れないような場合（シックデイ）には必ず休薬する。 |

# 消化器系作用薬

胃食道逆流症 (GERD) は、加齢とともに増加する疾患です。胃酸が食道へ逆流するため、胸やけ、呑酸、喉の違和感、咳などの不快な自覚症状が起こり、QOLの低下につながります。治療薬として消化器系作用薬が使用されますが、使用中止の判断は容易ではありません。そのため、漫然と長期間使われる場合も多くあり、問題となっています。

| 分類 | 代表的な医薬品名称 (一般名称) | 留意点 |
|---|---|---|
| プロトンポンプ阻害薬 (PPI) | ネキシウム (エソメプラゾール)、タケプロン (ランソプラゾール)、パリエット (ラベプラゾール)、オメプラール (オメプラゾール) | 有効性に関する報告が多く、第一選択として使用される。長期投与では、骨折リスクの上昇や、クロストリジウム・ディフィシル感染症のリスクが高まることが報告されている。必要な症例を除き、8週間を超える投与は控える。 |
| カリウムイオン競合型アシッドブロッカー (P-CAB) | タケキャブ (ボノプラザン) | PPI同様に強力な胃酸分泌抑制作用がある。必要な症例を除き、長期間の投与は控える。 |
| $H_2$受容体拮抗薬 | ガスター (ファモチジン)、ザンタック (ラニチジン)、アシノン (ニザチジン) など | せん妄や認知機能低下のリスクの上昇があるため、可能な限り使用を控える。腎排泄型なので、腎機能が低下していると、血中濃度が上昇する可能性がある。 |

# 鎮痛薬

高齢者でよく使用される鎮痛薬は、非ステロイド性抗炎症薬 (NSAIDs) とアセトアミノフェンです。NSAIDsは、シクロオキシゲナーゼ (COX) に結合し、プロスタグランジン (PG) などの合成を抑制し、解熱・鎮痛の作用を発揮します。

COXを細かく分類すると、COX-1とCOX-2に分けられます。COX-1は胃粘膜の保護など、COX-2は痛みや発熱などに関わっています。つまり、NSAIDsがCOX-1に結合すると胃粘膜を保護する作用が弱くなり、COX-2に結合すると痛みや発熱を抑えることができます。

NSAIDsはその種類によって、COX-2にどれくらい結合するのか (選択性) が異なります。例えば、ロキソプロフェンはCOX-1とCOX-2のどちらにも結合しますが、セレコキシブはCOX-2へ選択的に結合します。

| 薬剤を使用しない場合 | ロキソプロフェン | セレコキシブ |

アラギドン酸
　↓ COX-1 COX-2
PGG$_2$
　↓
PGH$_2$
　↙　↓　↘
PGE$_2$　TXA$_2$　PGI$_2$ など

胃粘膜を保護する
腎臓の血流を維持する
発熱や痛みを起こす

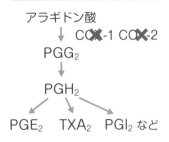

アラギドン酸
　↓ CO✕-1 CO✕-2
PGG$_2$
　↓
PGH$_2$
　↙　↓　↘
PGE$_2$　TXA$_2$　PGI$_2$ など

胃粘膜を保護する ✕
腎臓の血流を維持する ✕
発熱や痛みを起こす ✕

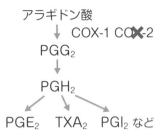

アラギドン酸
　↓ COX-1 CO✕-2
PGG$_2$
　↓
PGH$_2$
　↙　↓　↘
PGE$_2$　TXA$_2$　PGI$_2$ など

胃粘膜を保護する
腎臓の血流を維持する
発熱や痛みを起こす ✕

| 分類 | 代表的な医薬品名称 (一般名称) | 留意点 |
|---|---|---|
| 非ステロイド性抗炎症薬 (NSAIDs) | ロキソニン(ロキソプロフェン)、ロルカム (ロルノキシカム)、ボルタレン (ジクロフェナク) など | 上部消化管出血、腎機能障害、心血管障害などを起こす危険がある。上部消化管出血を予防には、プロトンポンプ阻害薬やミソプロストール (商品名：サイトテック) の併用を考慮する。<br>腎機能障害、心血管疾患がある患者への投与は、可能な限り控え、やむを得ず使用する場合でもなるべく短期間・低用量での使用を考慮する。<br>外用剤と内服薬の併用や、NSAIDsを含有する一般用医薬品との併用にも注意する。 |
| 選択的COX-2阻害薬 | セレコックス (セレコキシブ)、モービック (メロキシカム) など | NSAIDsによる潰瘍のリスク低減が期待できる。特に消化性潰瘍の既往があり、NSAIDsを使用せざるを得ない場合、使用を検討する。 |
| ─ | カロナール (アセトアミノフェン) | NSAIDsに比べて、消化管出血、腎機能障害、心血管障害などのリスクが低いと考えられる。高用量で用いる場合は、肝機能障害に注意が必要である。一般用医薬品 (総合感冒剤など) に含まれるアセトアミノフェンとの重複にも注意する。 |

# 抗菌薬・抗ウイルス薬

　抗菌薬を使用する場合は、薬剤耐性菌を増加させないよう注意が必要です。原則として抗菌薬は、「想定される細菌感染症に有効なもの」または「感染症の原因の細菌に有効なもの」を選択する必要があります。

　キノロン系など、「多くの細菌に効果がある抗菌薬」を長期的に使用すると、薬剤耐性菌の増加につながる危険があります。そのため、治療期間が長くなりすぎないよう気をつけなければなりません。ただ、治療期間が短すぎる場合にも、治療の失敗や再発の恐れがあります。疾患に合わせた標準的な治療期間を遵守することが大切です。

　また、高齢者では腎機能や肝機能が低下している場合も多いため、状況に応じて投与量の調整を行う必要があります。「1回の投与量を減らすのか」、「投与間隔を延長するのか」の判断は、薬剤の特性によって異なります。

| 分類 | 代表的な医薬品名称（一般名称） | 留意点 |
|---|---|---|
| キノロン系抗菌薬 | ジェニナック（ガレノキサシン）、グレースビット（シタフロキサシン）、クラビット（レボフロキサシン）、オゼックス（トスフロキサシン）など | 1回の投与量は減らさず、投与間隔を延長するほうがよいと考えられる。腎機能の低下した患者への投与は、薬物有害事象のリスクが高いため注意が必要である。 |
| ― | カナマイシン（カナマイシン）、マキシピーム（セフェピム）、ゾビラックス（アシクロビル）など | 腎機能の低下した患者への投与は、薬物有害事象のリスクが高いため注意が必要である。 |

「本当にその用法・用量でいいのか？」など、しっかり考えることが大切ですね。

新人ナース

# 抗コリン薬

抗コリン作用を有する薬剤は、口渇、便秘に加えて、認知機能低下、せん妄などの「中枢神経系の有害事象」を引き起こすことがあります。高齢者は数種類の薬剤を服用していることも多いため、「複数の薬剤が持つ抗コリン作用」が重なると、より強い有害事象につながります。

次の表は、抗コリン作用を有する薬剤の中でも、有害事象を起こしやすいものの一覧です。これらの薬剤を使用している場合は、中止もしくは減量することが望まれます。ただし、急な中止によって、離脱症状を起こす危険があるため、徐々に減量するなどの注意が必要です。

| 分類 | 代表的な医薬品名称（一般名称） |
|---|---|
| 抗うつ薬 | イミドール／トフラニール（イミプラミン） |
| | アナフラニール（クロミプラミン） |
| | トリプタノール（アミトリプチリン） |
| | パキシル（パロキセチン） |
| 抗精神病薬 | コントミン（クロルプロマジン） |
| | ヒルナミン／レボトミン（レボメプロマジン） |
| | ジプレキサ（オランザピン） |
| | クロザリル（クロザピン） |
| パーキンソン病治療薬 | アーテン（トリヘキシフェニジル） |
| | アキネトン（ビペリデン） |
| 抗不整脈薬 | リスモダン（ジソピラミド） |
| 骨格筋弛緩薬 | テルネリン（チザニジン） |
| 過活動膀胱治療薬（ムスカリン受容体拮抗薬） | ポラキス（オキシブチニン）、バップフォー（プロピベリン）、ベシケア（ソリフェナシン）など |
| 腸管鎮痙薬 | アトロピン（アトロピン）、ブスコパン（ブチルスコポラミン）など |
| 制吐薬 | ノバミン（プロクロルペラジン） |
| | プリンペラン（メトクロプラミド） |
| $H_2$受容体拮抗薬 | タガメット（シメチジン）、ザンタック（ラニチジン）、ガスター（ファモチジン）、アシノン（ニザチジン）など |
| $H_1$受容体拮抗薬 | アレルギン／ネオレスタミン／ビスミラー（クロルフェニラミン）、レスタミン（ジフェンヒドラミン）など |

# ポリファーマシー解消と注意点

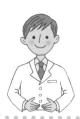

薬剤を6種類以上服用している場合、薬物有害事象が増加するといわれます。そして、多剤服用の中でも害をなすものを**ポリファーマシー**と呼びます。ポリファーマシーの解消が求められていますが、ただ単純に薬を減らせばよいというわけではありません。ここでは、適切にポリファーマシーを解消する方法について学びましょう。これらの知識は、すべての診療科において必要とされます。

## ポリファーマシーの解消方法

ポリファーマシーの解消は一筋縄ではいきません。薬だけでなく、患者の病状、認知機能、ADL、栄養状態、生活環境、薬剤の嗜好などを総合的に見なければ、のちのちトラブルになることもあります。患者によっては、薬が1剤減っただけでも不安になることがあるため、慎重な対応が必要です。

ポリファーマシーを解消するためには、まず「ポリファーマシーに関連した問題」の有無を確認することが大切です。例えば、薬物有害事象が起きている場合は、薬を減量・中止する必要性が高くなります。このような問題がある場合には、現在の治療と比較しながら、薬剤の中止・変更などを判断していきます。

ポリファーマシーの解消は、看護師だけが行うものではありません。薬を処方する医師、調剤を行う薬剤師をはじめ、医療に関わるそれぞれの専門家との連携が重要です。

この連携の中で、看護師には「患者の服用状況・服用管理能力、薬物有害事象が疑われるような症状、患者や家族の思い」といった情報の収集や共有が期待されています。

患者の気持ちに寄り添うこと、医師・薬剤師との連携など、できることがたくさんありますね。

新人ナース

### ポリファーマシーに関連する問題点

☑ 薬物有害事象が起きている
☑ 服薬アドヒアランスが不良である
☑ 同じ効果の薬剤が重複している
☑ 腎機能が低下している
☑ 低栄養の状態である
☑ 薬剤間で相互作用が起きている
☑ 処方意図がわからない薬剤を服用している

↓ 問題あり

### 以下の点を踏まえて、薬剤の中止・変更・継続を判断する

☑ 薬剤の使用は推奨される範囲内か？
☑ 薬の効果は得られているか？
☑ 薬を減量・中止することは可能か？
☑ 薬を変更することは可能か？　代替薬はあるか？
☑ 薬の有効性と副作用のバランスは問題ないか？
☑ ほかにより有効・より安全な薬剤はないか？

## アンダーユーズは死亡率を増加させる

　6剤以上の薬剤を使用している状態が必ず悪いというわけではありません。薬を減らすことばかりに注目していると、「本当に必要な薬が処方されていないアンダーユーズの状態」に陥る危険があります。

　ポリファーマシー状態では、必要な薬が見逃されやすく、アンダーユーズが多いという報告もあります。例えば、収縮期心不全におけるβ遮断薬は、投与が推奨されているにもかかわらず、適切に処方されている頻度が高いわけではありません。

　また、冠動脈疾患、末梢血管疾患、脳血管疾患に抗凝固薬が処方されていないケースなど、様々なアンダーユーズの事例があります。アンダーユーズは死亡率を増加させる可能性もあるため、薬を減らすことだけでなく、「必要な薬を開始すること」も重要なのです。

　その他、開始を考慮するべき主な薬剤について、次の表にまとめました。

▼開始を考慮するべき薬剤とその対象

| 薬剤の分類 | 代表的な医薬品名称 (一般名称) | 対象となる病態や疾患 |
| --- | --- | --- |
| スタチン | クレストール (ロスバスタチン)、リバロ (ピタバスタチン)、リピトール (アトルバスタチン)、メバロチン (プラバスタチン) など | 冠動脈疾患の二次予防、前期高齢者の冠動脈疾患・脳梗塞の一次予防 |
| $\alpha_1$受容体遮断薬 | ユリーフ (シロドシン)、ハルナール (タムスロシン)、フリバス (ナフトピジル) | 前立腺肥大症による排尿障害、尿閉 |
| ACE阻害薬 | タナトリル (イミダプリル)、レニベース (エナラプリル)、コバシル (ペリンドプリル) など | 心不全、誤嚥性肺炎ハイリスクの高血圧 (脳血管障害、肺炎の既往など) |
| ARB | オルメテック (オルメサルタン)、ミカルディス (テルミサルタン)、アジルバ (アジルサルタン) など | 心不全 (ACE阻害薬に忍容性のない場合) |

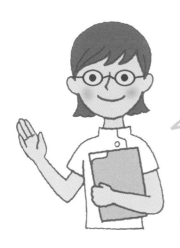

薬を減らすことだけでなく、患者に必要な薬を提案することも大切ですね。

ベテランナース

**chapter 6**

# 入退院時に必要な
# 薬への対応

入院時と退院時には、薬や他職種に関わるチャンスがあります。

この場面を理解し活用することで、

薬物療法の質の向上につながります。

# 入院時

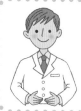

患者が入院する際、大量の薬を持ってくる場合があります。その中には、服用を続ける薬と中止する薬があり、薬の鑑別を行う必要が出てきます。持参薬を適切に管理できれば、医療事故を未然に防ぐことができます。これらの知識は、薬を扱うどの診療科においても必要とされます。

## ➕ 持参薬鑑別の基本

　入院時、患者が持ってきた薬（持参薬）は、「どんな薬なのか?」、「いままでどのように飲んでいたのか?」を確認する必要があります。

　持参薬は、想像をはるかに超えた複雑な状態でやってくることも多くあります。本当に飲むべき薬を選別するためには、理解力や判断力が必要となります。

　お薬手帳や薬剤情報提供書（薬の説明書き）などの文書を使い、現在飲んでいる薬の種類を確認しましょう。さらに、患者の話をよく聞き、服薬状況や自宅での管理方法も確認しましょう。

　患者の話を鵜呑みにしすぎることは危険ですが、文書のみで患者の話を聞かなければ「実際の服薬状況」を確認することはできません。薬と生活は切っても切れない関係なのです。

　ただ、服用している薬がどれなのか、どうしてもわからないこともあるはずです。その場合には、患者がよく利用している「かかりつけの薬局」に連絡してみましょう。いろいろな診療科で処方された薬を「1つの薬局でもらう患者」も増えているため、服用している「すべての薬の情報」を得られることもあります。

## ➕ 持参薬鑑別の方法

　まず、持参薬の種類（薬品名）、用法、用量は、必ず把握する必要があります。加えて、薬理作用、副作用なども把握できるとよりよいでしょう。近年はジェネリック医薬品の使用増加で、薬の鑑別が非常に困難になっています。

　PTPシートに入っており、薬の名前が確認できる場合は、独立行政法人 医薬品医療機器総合機構（PMDA）のウェブサイト（https://www.pmda.go.jp）から添付文書を検索しましょう。一包化している場合は、薬に印字されている識別コードを、インターネット、専門書、専門アプリを使用して鑑別します。

　識別コードは変更される可能性があるため、古い情報に注意が必要です。医療事故を防ぐためにも、添付文書などを使用し、きっちりと確認することが大切です。

# 退院時

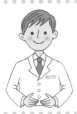

入院前と退院時では、内服薬が変更されている場合が多くあります。退院後、患者が地域に戻ると、薬の管理がめちゃくちゃになってしまうことがあります。正しい服薬を継続させるためには、退院時の対応が重要です。これらの知識は、薬を扱うどの診療科においても必要とされます。

## ✚ 退院時の役割

退院後、患者は地域に戻り、元の生活に戻ります。この際、生活環境だけでなく、服用していた薬の種類が変わることが多くあります。そして、入院によって改善された環境が、徐々に悪くなることもあります。つまり、入院中は薬を正確に使用できますが、退院後は飲み間違いや飲み忘れなどの危険が高まります。

退院前、看護師は患者を取り巻く環境を正確に把握し、必要な支援を行います。薬の変更や服薬方法について、患者本人やその家族と共有していくことが大切です。不安がある患者については、地域の訪問看護ステーション、かかりつけの保険薬局、ケアマネジャーなどとの連携も大切です。

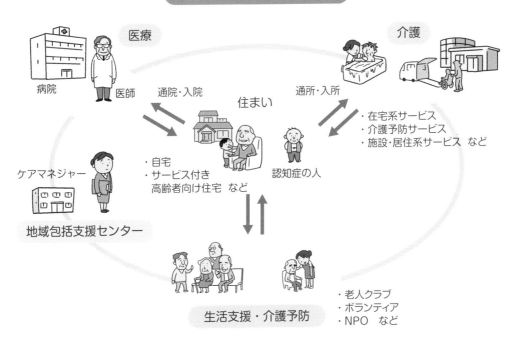

地域包括ケアシステムの姿

医療　病院　医師　通院・入院

介護　通所・入所

・在宅系サービス
・介護予防サービス
・施設・居住系サービス　など

住まい
・自宅
・サービス付き
　高齢者向け住宅　など
認知症の人

ケアマネジャー
地域包括支援センター

生活支援・介護予防

・老人クラブ
・ボランティア
・NPO　など

## お薬手帳の活用

　お薬手帳は、患者を中心に医療者から医療者へ情報を提供するツールでもあります。「入院中の薬の変更」や「今後の注意点」など、お薬手帳には何でも記載できます。お薬手帳を活用すると、かかりつけ医、看護師、薬剤師、ケアマネジャーなどに、正確な情報を提供することができます。

　多くの場合、入院先の病院から、かかりつけ医に対して情報提供が行われます。しかし、この伝達が100％うまくいくとは限らず、医療事故の危険もあります。医療事故の可能性を少しでも減らすためにも、お薬手帳の活用が期待されます。

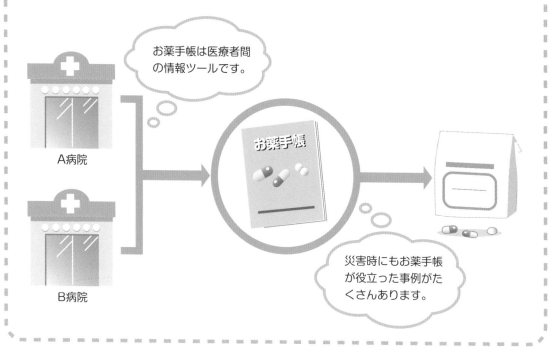

お薬手帳は医療者間の情報ツールです。

A病院

B病院

お薬手帳

災害時にもお薬手帳が役立った事例がたくさんあります。

退院時、患者は病院から「住み慣れた地域」に帰ります。生活環境が変わるため、食事や薬の服薬状況も変わります。退院前の支援は非常に大切です。

新人ナース

# 保険薬局との連携

薬の整理や管理が心配な場合、患者がいつも利用している「かかりつけ薬局」に相談しましょう。薬の整理だけでなく、2か所以上の医療機関の薬をまとめて一包化したり、カレンダーにセットできる薬局も多くあります。

患者がかかりつけ薬局（薬剤師）を決めている場合は、「薬の変更点と残薬、薬の整理をしてほしい旨」などを、電話やお薬手帳で伝えましょう。少し手間かもしれませんが、看護師と薬局薬剤師が連携することで、退院後の生活環境の悪化を防ぎ、患者はよりよい生活を送ることができます。

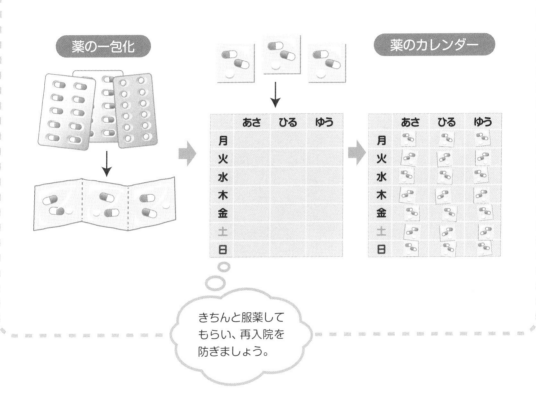

きちんと服薬してもらい、再入院を防ぎましょう。

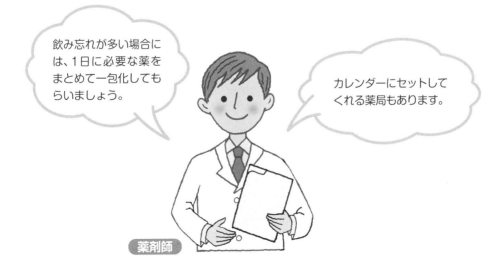

飲み忘れが多い場合には、1日に必要な薬をまとめて一包化してもらいましょう。

カレンダーにセットしてくれる薬局もあります。

薬剤師

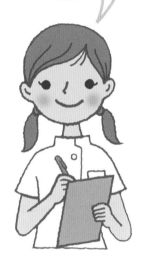

なぜ、薬は効くの？
なぜ、その薬を使うの？
薬に関する疑問は解決
しましたか？

## column
### かかりつけ薬剤師との連携

　2016年4月、診療報酬・調剤報酬の改定に伴い、「かかりつけ薬剤師」の制度が開始されました。かかりつけ薬剤師は、患者が使用する薬や健康食品などをすべて把握し、適切に使用できるよう継続的に支援します。さらに、医薬品、薬物治療、健康などに関する様々な相談に対応できる資質を有していなければなりません。

　患者は同意書に署名をすることで、自身の「かかりつけ薬剤師」を選ぶことができます。その信頼に応えるだけの責任感を持った薬剤師でなければ、かかりつけ薬剤師になることはできません。

　まだ始まったばかりの制度なので、かかりつけ薬剤師を決めている患者は多くありません。患者に「かかりつけ薬剤師」がいる場合、お薬手帳などに「その薬剤師の名前や連絡先」が記載されています。薬の変更や服薬状況などは、積極的に情報共有しましょう。

# 索引

## ● わ行

## ● アルファベット

【著者】

**中尾 隆明（なかお たかあき）**

2008年岡山大学薬学部を卒業し、こやま薬局（岡山）に勤務。
薬剤師、管理薬剤師を経て、2019年より薬局事業部部長。
薬や健康をテーマにした講演会やSNSなど、さまざまなかたちで情
報発信を行っている。

【編集協力】

株式会社 エディトリアルハウス

【本文イラスト】

まえだ たつひこ

【本文キャラクター】

大羽 りゑ

**看護の現場ですぐに役立つ**
**くすりの基本[第2版]**

| 発行日　2021年 8月16日 | 第1版第1刷 |
|---|---|

著　者　中尾 隆明

発行者　斉藤 和邦
発行所　株式会社 秀和システム
　　　　〒135-0016
　　　　東京都江東区東陽2-4-2　新宮ビル2F
　　　　Tel 03-6264-3105（販売）Fax 03-6264-3094
印刷所　三松堂印刷株式会社　　　　Printed in Japan

ISBN978-4-7980-6471-0 C3047

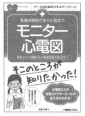

**看護の現場ですぐに役立つ**
## モニター心電図

あなたは分厚い心電図の本を読み、細かい理論やたくさんの心電図の数値を前に、勉強が嫌になったことがありませんか？　看護の現場では理論よりも実践です。本書は、新人ナースがこれだけは覚えなければならないという心電図の基礎知識をわかりやすく図解で解説した入門書です。心電図は緊急度順に並べられ、すべての心電図に病歴や対処、ドクターコールの具体例、医師が行う治療を記載しているので、看護の現場ですぐに役立ちます。

【著者】　佐藤弘明　　　　　　　　【発行】　2015 年 10 月刊
【定価】　1650 円（本体 1500 円＋税 10%）　　ISBN　978-4-7980-4297-8

**看護の現場ですぐに役立つ**
## 看護記録の書き方

看護記録は、患者さんの日々の状態を記録するだけでなく、医療の透明性を確保するのに欠かせない記録です。特に、医療訴訟における重要な証拠とされています。しかし、新人ナースは日々の業務や看護スキルの習得に追われ、看護記録の書き方を学ぶ余裕がないでしょう。本書は、新人ナースのための看護記録の基礎知識と、簡潔で実用性の高い書き方を学べる入門書です。患者さんのために看護記録をムダなく的確に書きましょう！

【著者】　大口祐矢　　　　　　　　【発行】　2015 年 10 月刊
【定価】　1650 円（本体 1500 円＋税 10%）　　ISBN　978-4-7980-4438-5

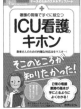

**看護の現場ですぐに役立つ**
## ICU 看護のキホン

あなたは集中治療 (ICU) 看護と聞いて、どんなイメージを持つでしょうか？ ICU への配属経験のないナースは「いつも忙しそう」「覚えることがたくさんあって大変そう」というマイナスイメージを持つようです。本書は、新人ナースや ICU に配属されたばかりのナースのための ICU 看護の基本が手に取るようにわかる入門書です。忙しい人でも知りたいことをすぐにイメージできるように、ポイントを絞って簡潔に記載しています。

【著者】　株式会社レアネットドライブ ナースハッピーライフ編集グループ
【発行】　2016 年 2 月刊　　【定価】　1760 円（本体 1600 円＋税 10%）
ISBN　978-4-7980-4522-1

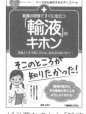

**看護の現場ですぐに役立つ**
## 「輸液」のキホン

看護師は様々な科で働いていますが、輸液はどの科でも必要とされる重要なスキルです。しかし、教科書を読んでもわかりにくく苦手にしている方も多いのではないでしょうか。本書は、輸液の基礎知識を看護師が知っておかなければならない範囲に絞って簡潔に解説します。「実際の点滴の仕方」「どのような器具が必要なのか」「輸液ポンプ、シリンジポンプの使い方」といった看護師の現場で役立つ実践的な知識が身に付きます。

【著者】　佐藤弘明　　　　　　　　【発行】　2016 年 7 月刊
【定価】　1650 円（本体 1500 円＋税 10%）　　ISBN　978-4-7980-4296-I

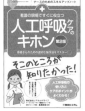

**看護の現場ですぐに役立つ**
## 人工呼吸ケアのキホン［第 2 版］

人工呼吸器は、人命を預かる大切な機械です。しかし、覚えることがたくさんあるので、なんとなく敬遠して、そのまま苦手になっている看護師も多くいます。本書は、先輩に聞きにくい新人ナース、いまさら聞きにくかったり、復習しておきたいベテランナースを対象に、人工呼吸器看護に求められる最新の基礎知識を、ポイントを絞って図解で丁寧に解説します。また、訪問看護師と介護家族、非専門医やプライマリケア医にもおすすめします。

【著者】　株式会社レアネットドライブ ナースハッピーライフ編集グループ・長尾和宏（監）
【発行】　2021 年 3 月刊　　【定価】　1650 円（本体 1500 円＋税 10%）
ISBN　978-4-7980-6424-6

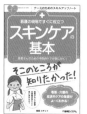

**看護の現場ですぐに役立つ**
## スキンケアの基本

高齢化社会を迎え、加齢に伴う皮膚の変化や特徴を理解した予防的スキンケアが以前よりも必要になっています。本書は、看護師のためにスキンケアの基本と仕組みをわかりやすく解説した入門書です。皮膚への基礎知識はもちろん、清潔ケア、皮膚疾患への予防と看護、IAD と IAD 重症度評価スケール、フットケアなどの解説を通して、QOL の向上、皮膚の健康（清潔・保湿・保護）に対する正しい知識を身に付けることができます。

【著者】　梶西ミチコ　　　　　　　【発行】　2021 年 7 月刊
【定価】　1760 円（本体 1600 円＋税 10%）　　ISBN　978-4-7980-6368-3

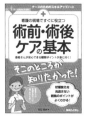

**看護の現場ですぐに役立つ**
## 術前・術後ケアの基本

新人看護師にとって術前・術後の看護は、非常に神経を使います。迅速に適切な看護をするには、患者のどこを見て、何を記録するのか、準備するもの、患者の既往や術後の合併症リスクなどの観察ポイントを事前にまとめなければなりません。本書は、新人看護師向けに術前・術後看護における必須の基礎知識をまとめ、効率よく必要な情報を収集し、アセスメントする技能が身に付くスキルアップノートです。患者さんが安心できる看護師になれます！

【著者】　大口祐矢　　　　　　　　【発行】　2016 年 11 月刊
【定価】　1650 円（本体 1500 円＋税 10%）　　ISBN　978-4-7980-4836-9

**看護の現場ですぐに役立つ**
## 感染症対策のキホン［第 2 版］

感染症対策の知識は、看護師（ナース）自身の身を守るためにも、患者さんの安全な入院生活のためにも必要不可欠です。しかし、忙しい臨床現場では先輩看護師に再確認する場もないでしょう。そこで本書では、看護師のために臨床現場ですぐに役立つ感染症対策の知識をまとめました。基礎知識から、臨床現場でよく見かける感染症、処置に対しての感染症対策、事例、病棟以外の部署での対策などをわかりやすく解説します。

【著者】　大口祐矢　　　　　　　　【発行】　2020 年 9 月刊
【定価】　1760 円（本体 1600 円＋税 10%）　　ISBN　978-4-7980-6262-4

ナースのための
スキルアップ
ノート

# 看護の現場ですぐに役立つ
## シリーズのご案内

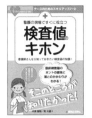

### 看護の現場ですぐに役立つ
## 検査値のキホン

血液検査、尿検査など、臨床検査値は、治療の方針や薬の処方等を検討する上での重要な指針です。昨今では、院外処方箋に血液検査の値が表示されるなど、重要度を増しています。本書は、忙しい看護師向けに実践ですぐに役立つ検査値の基礎知識を、イメージしやすいイラスト付きでわかりやすく解説した入門書です。ベテラン看護師による補足説明が随所にあるので、看護師になりたての方からベテランの方まで幅広く参考にしてください。

【著者】 中尾隆明・岡 大嗣　　　【発行】 2017 年 3 月刊
【定価】 1540 円（本体 1400 円＋税 10%）　ISBN 978-4-7980-4977-9

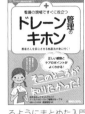

### 看護の現場ですぐに役立つ
## ドレーン管理のキホン

新人ナースにとって、ドレーン管理は知っているようで知らない知識です。ドレーンにはどのような種類があるか、どのようなときにドレナージを行うのか、知らなければならないことがたくさんあります。本書は、新人ナースや介護家族向けに、ドレーン管理に必要な基礎知識や観察ポイントを図解でわかりやすく学べるようにまとめた入門書です。誰かに聞きたくても聞けなかったドレーン管理について、初歩の知識からポイントを絞って簡潔に解説します。

【著者】 株式会社レアネットドライブ ナースハッピーライフ編集グループ・長尾和宏(監)
【発行】 2017 年 3 月刊　【定価】 1650 円（本体 1500 円＋税 10%）
ISBN 978-4-7980-4978-6

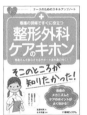

### 看護の現場ですぐに役立つ
## 整形外科ケアのキホン

整形外科は、患者さんの日常生活動作（ADL）の向上が重要な治療目的の一つです。チーム医療が推進されるなか、ナースも整形外科ケアで重要な役割を担っており、患者さんの不安を取り除くなど心身のサポートも求められています。本書は、多忙なドクターや先輩ナースに質問できない人のために、整形外科ケアに役立つ専門知識をコンパクトにまとめたスキルアップノートです。疾患のメカニズムとケアのポイントが身に付きます！

【著者】 宮原明美・永木和載 (監)　【発行】 2017 年 8 月刊
【定価】 1760 円（本体 1600 円＋税 10%）　ISBN 978-4-7980-5039-3

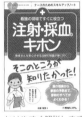

### 看護の現場ですぐに役立つ
## 注射・採血のキホン

医療スタッフにとって、注射・採血は基本中の基本といえる業務です。しかし、穿刺の際に痛みを伴うため、患者さんによっては怒りだしたり、トラブルの原因となってしまう可能性が高い医療行為の一つです。本書は、看護経験が比較的浅い看護師向けに、注射と採血を的確に行うための基礎やテクニックをわかりやすく解説します。穿刺について苦手意識を持っている看護師も、正しい手順や知識を理解することで苦手意識の克服ができます。

【著者】 佐藤智寛　　　【発行】 2017 年 11 月刊
【定価】 1540 円（本体 1400 円＋税 10%）　ISBN 978-4-7980-5245-8

### 看護の現場ですぐに役立つ
## 看護研究のポイント

「仕事だけでも手一杯なのに、看護研究の係になってしまった！」看護師さん。その気持ち、よーくわかります。新人に限らず、看護研究に苦手意識を持つ看護師はたくさんいます。本書は、新人看護師を対象に、テーマの決め方から研究デザインの設計、研究計画書の作成、具体的な進め方などを紹介。人前でも恥ずかしくない研究成果の発表など、図版と共にそのコツをていねいに解説します。きっと自信がつくことでしょう。

【著者】 大口祐矢　　　【発行】 2017 年 12 月刊
【定価】 1760 円（本体 1600 円＋税 10%）　ISBN 978-4-7980-5131-4

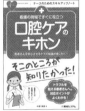

### 看護の現場ですぐに役立つ
## 口腔ケアのキホン

口腔の健康は、話すこと、自分の口で食べられることなど日常生活において非常に重要です。しかし、看護師の多忙な業務のなかで患者の口腔ケアは後回しにされがちです。本書は、現場の看護師に向けて、口腔ケアの基本から症状に合わせたケア方法など、患者さんを安心させる口腔ケアの知識を解説します。経口挿管中のケアや片麻痺がある人のケアなど、疾患別の治療法や日常生活の注意点、状態に応じた必要物品などがよくわかります。

【著者】 中澤真弥　　　【発行】 2017 年 12 月刊
【定価】 1540 円（本体 1400 円＋税 10%）　ISBN 978-4-7980-5249-6

### 看護の現場ですぐに役立つ
## 認知症ケアのキホン

認知症ケアの経験が浅いナースは、「認知症の人とどう接していいかわからない」という戸惑いを感じることでしょう。それは認知症を恐ろしいものという誤ったイメージでとらえているからです。本書は、新人ナース向けに、認知症のメカニズムとケアのポイントをわかりやすく解説したスキルアップノートです。認知症患者との日ごろの接し方、問題行動の対処、家族の支え方などを、経験の浅い新人ナースでもしっかり学び理解を深められます。

【著者】 長尾和宏　　　【発行】 2017 年 12 月刊
【定価】 1650 円（本体 1500 円＋税 10%）　ISBN 978-4-7980-5325-7

### 看護の現場ですぐに役立つ
## 小児看護のキホン

小児看護は、赤ちゃんから高校生まで幅広い患者さんを対象とします。自覚症状を正確に訴えることができない子どもの状態を把握するには、子どもの発達段階に合わせたコミュニケーションが欠かせません。本書は、小児看護に携わるナースを対象に、子どもの気持ちを楽にする看護法とフィジカルアセスメントのノウハウを解説した教科書です。小児の心と体や生活習慣、年齢特有の疾患など、小児看護の基本的なポイントがわかります。

【著者】 渡邉朋（代表）　【発行】 2018 年 2 月刊
【定価】 1650 円（本体 1500 円＋税 10%）　ISBN 978-4-7980-5246-5

# 看護の現場ですぐに役立つ
## シリーズのご案内

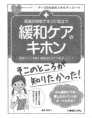

**看護の現場ですぐに役立つ**
### 緩和ケアのキホン

緩和ケアは、一般社会だけでなく医療関係者の間でも、がんの終末期ケアと誤解されています。しかし、実際にはがんだけでなく、すべての疾患、領域にまたがる基本の医療です。本書は、新人看護師のために、患者の痛みを癒す緩和ケアの精神と、基本的なスキルをわかりやすく解説した教科書です。トータルペイン（全人的痛み）、薬物治療、非がん疾患における緩和ケア、在宅緩和ケアなど緩和ケアの癒しのポイントがわかります。

【著者】 長尾和宏　　　　　　　　　　　【発行】 2018 年 3 月刊
【定価】 1540 円（本体 1400 円＋税 10%）　　ISBN　978-4-7980-5188-8

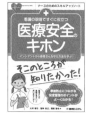

**看護の現場ですぐに役立つ**
### 医療安全のキホン

インシデントから患者さんを守る医療安全とは、エラーやミスをしないことでしょうか？ 高い緊張感でしょうか？ 実際の医療現場では、安全な看護や医療を願いながら、避けられないエラーが発生し、同じようなミスが繰り返されています。本書は、医療現場のなかでもエラーやミスに関与しやすい新人看護師を対象に、インシデントを「学び」に予防する方法を解説します。事故防止につながる安全管理のポイントがよ〜くわかります。

【著者】 大坪陽子・荒神裕之・雑賀智也　　【発行】 2018 年 3 月刊
【定価】 1650 円（本体 1500 円＋税 10%）　　ISBN　978-4-7980-5289-2

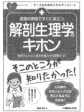

**看護の現場ですぐに役立つ**
### 解剖生理学のキホン

看護学校で必死に勉強しても、いざ現場に出たらわからないことだらけ。現場で患者さんや病気と向きあって、はじめて学校の授業が理解できた。これはナースなら誰でも経験がある話です。本書は、現場で働くナースを対象に医学知識の基礎になる解剖生理学をあらためて解説した、現場で役立つスキルアップノートです。たくさんの教科書を引っ張り出す前に、総復習として利用していただくことで、覚えた知識を手軽に再確認できます。

【著者】 野溝明子　　　　　　　　　　　【発行】 2018 年 3 月刊
【定価】 1760 円（本体 1600 円＋税 10%）　　ISBN　978-4-7980-5324-0

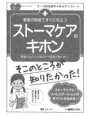

**看護の現場ですぐに役立つ**
### ストーマケアのキホン

ストーマ造設術を受けた患者さんは、身体的ケアはもちろんのことですが、精神的ケアも欠かせません。本書は、臨床現場の忙しいナースのために、ストーマケア看護の知識と技術について、体系的にわかりやすく解説したスキルアップノートです。前提知識から、ストーマ用品の特徴と使い方、ストーマリハビリテーション、ストーマスキンケアまでの一連の流れのポイントがわかります。本書一冊だけでストーマケアの全容がつかめます。

【著者】 梶西ミチコ　　　　　　　　　　【発行】 2018 年 5 月刊
【定価】 1650 円（本体 1500 円＋税 10%）　　ISBN　978 4-7980-5051-5

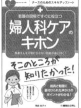

**看護の現場ですぐに役立つ**
### 婦人科ケアのキホン

婦人科は臨床実習で回ることもあまりないため、配属された看護師は、はじめて見る診察方法や使用機械などに戸惑うでしょう。ところで婦人科に戸惑うのは看護師だけではありません。患者さんも不安や緊張を感じます。本書は、はじめて婦人科に配属された看護師のために、主な診察や処置、検査、疾患、治療のポイントなどを基本から丁寧に解説します。しっかりとした技術と知識を身に付けて、患者さんの不安に応えてあげてください。

【著者】 岡田宏子　　　　　　　　　　　【発行】 2018 年 5 月刊
【定価】 1650 円（本体 1500 円＋税 10%）　　ISBN　978-4-7980-5388-2

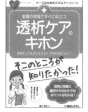

**看護の現場ですぐに役立つ**
### 透析ケアのキホン

日本では、透析患者が年々増加しており、今後、透析を受けながら生活する人を支える場面は広がるばかりかと思われます。本書は、透析室や腎臓内科病棟に配属され、透析ケアに携わることになった看護師を対象に、透析ケアのキホンを丁寧に解説したナースのためのスキルアップノートです。腎臓の仕組みから、血液透析、腹膜透析、腎臓病患者の合併症、高齢透析患者に対する看護など、ナースが知っておきたいポイントがわかります！

【著者】 植木博子　　　　　　　　　　　【発行】 2018 年 6 月刊
【定価】 1540 円（本体 1400 円＋税 10%）　　ISBN　978-4-7980-5429-2

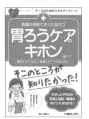

**看護の現場ですぐに役立つ**
### 胃ろうケアのキホン

不安でいっぱいな胃ろう患者と家族のために、胃ろうの知識を持つ医療者の育成が急務となっています。本書は、胃ろうについて知りたい医療関係者を対象に、PEG の手法と増設・管理のポイント、トラブル解決法をわかりやすく紹介します。胃ろう造設前のケアから、PEG カテーテルの手入れのコツ、栄養剤注入の手順、PEG が抜けてしまったときや嘔吐などのトラブル対応など、ケアの現場で得られるノウハウ満載です。

【著者】 西山順博　　　　　　　　　　　【発行】 2018 年 7 月刊
【定価】 1760 円（本体 1600 円＋税 10%）　　ISBN　978-4-7980-5302-8

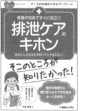

**看護の現場ですぐに役立つ**
### 排泄ケアのキホン

排泄は人が生きていくうえで欠かせない行為です。年齢を重ねるごとに排泄障害のリスクは高くなりますが、「恥ずかしい」「見られたくない」などの理由で障害を隠す患者さんもいます。本書は、看護師が患者さんの様々な事情を理解し、排泄に関わる基本的な知識を学べるようにポイントを絞って解説した、排泄ケアの入門書です。障害の原因を知るアセスメントや患者さんを安心させるアプローチ、症状に応じた排泄方法などがわかります。

【著者】 中澤真弥　　　　　　　　　　　【発行】 2018 年 7 月刊
【定価】 1650 円（本体 1500 円＋税 10%）　　ISBN　978-4-7980-5386-8

# 看護の現場ですぐに役立つ
## シリーズのご案内

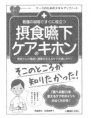

**看護の現場ですぐに役立つ**
### 摂食嚥下ケアのキホン

私たちは、誰もが口からものを食べる行為を当たり前のこととして生活しています。しかし、高齢化など様々な理由から飲み込み機能に障害をきたし、口から食べることが困難な患者さんも少なくありません。本書は、看護の現場で求められる、老化にともなう摂食嚥下の問題や、高齢者への対応をやさしく解説した、ナースのためのスキルアップノートです。口から食べることの意義、疾患別の対応法、予防や在宅ケアの支援方法などがわかります。

| 【著者】 斉藤雅史・松田直美 | 【発行】 2018年9月刊 |
|---|---|
| 【定価】 1650円（本体1500円＋税10%） | ISBN 978-4-7980-5418-6 |

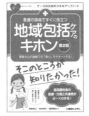

**看護の現場ですぐに役立つ**
### 地域包括ケアのキホン[第2版]

地域包括ケアシステムは、国が推進する医療・介護・福祉施策の核です。超高齢化社会において地域の包括的な支援・サービスを提供する体制として期待されています。本書は、新人看護師を対象に「地域包括ケアのキホン」を医療や介護の現場での実践を踏まえながら学ぶ入門書です。保険の仕組み、地域ケア病棟（病床）、入院事例、在宅介護や介護サービスまで解説します。第2版では診療報酬改定を反映し、最新情報を盛り込みました。

| 【著者】 荒神裕之・坂井暢子・雑賀智也 | 【発行】 2020年9月刊 |
|---|---|
| 【定価】 1650円（本体1500円＋税10%） | ISBN 978-4-7980-6223-5 |

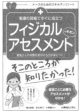

**看護の現場ですぐに役立つ**
### フィジカルアセスメントのキホン

フィジカルアセスメントが看護師にとって欠かせないものとして看護基礎教育に導入されてから、はや10年が経ちました。とはいえ、実際に学校や大学で習った技術を臨床の現場で使うのは簡単なことではありません。本書は、看護の現場における目の前の患者さんや、緊急時の救命に必要なフィジカルアセスメントの基礎知識をわかりやすく解説します。臨床でよく見られる症状を系統別にあげ、それぞれに必要なアセスメントを紹介します。

| 【著者】 横山美樹・足立容子・片桐郁代 | 【発行】 2018年12月刊 |
|---|---|
| 【定価】 1540円（本体1400円＋税10%） | ISBN 978-4-7980-5248-9 |

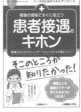

**看護の現場ですぐに役立つ**
### 患者接遇のキホン

臨床の接遇・マナー指導では「あたりまえのことがなぜできないの」という言葉をよく聞きます。しかし、その「あたりまえ」は育った環境によって異なるため、学習し練習することこそ重要です。本書は、患者さんとのコミュニケーションに必要な接遇・マナーを学習し、練習できるスキルアップノートです。院内での振舞い方、話し方、亡くなられた際の対応、メールの文面、クレームを受けたときの対応など知りたかったことがわかります！

| 【著者】 三瓶舞紀子 | 【発行】 2018年12月刊 |
|---|---|
| 【定価】 1650円（本体1500円＋税10%） | ISBN 978-4-7980-5419-3 |

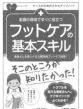

**看護の現場ですぐに役立つ**
### フットケアの基本スキル

近年、糖尿病の人口が増加していることに伴い、合併症による糖尿病性足病変が増えています。そうした足のトラブルはフットケアで予防することができるため、早期発見、早期治療を含めたケアが重要になっています。本書は、糖尿病足病変を中心に様々な足トラブルに対応したフットケアの実践術を看護師向けに解説します。原因や発生機序、足病変の種類、糖尿病性足病変を予防するための診察や治療、セルフケアの方法などがわかります。

| 【著者】 中澤真弥 | 【発行】 2019年1月刊 |
|---|---|
| 【定価】 1650円（本体1500円＋税10%） | ISBN 978-4-7980-5387-5 |

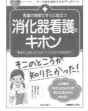

**看護の現場ですぐに役立つ**
### 消化器看護のキホン

消化器疾患の医療は目覚ましい発展を遂げていますが、効果的な治療をするにはチームの連携が不可欠です。なかでも、患者さんと密接な関わりを持つ看護師の役割は重要です。患者と医師、ほかの医療従事者、そして家族との連携をとるために、必要な知識や技術を身に付けなければなりません。本書は、看護の現場ですぐに役立つ消化器系の解剖生理学、疾患の症状、検査や診断、治療、看護技術やケアなどをイラストや図を使ってわかりやすく解説しました。

| 【著者】 中澤真弥 | 【発行】 2019年5月刊 |
|---|---|
| 【定価】 1760円（本体1600円＋税10%） | ISBN 978-4-7980-5384-4 |

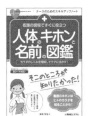

**看護の現場ですぐに役立つ**
### 人体のキホンと名前の図鑑

看護師にとって解剖学の基礎知識は必須です。けれども、複雑な人体の形態・構造をすべて把握することは容易ではありません。本書は、看護の現場で必須の人体の構造について、大きなカラーイラストを交えながら学べるようにした入門書です。コメディカルにとって重要な部分を抜き出して解説しているので、忙しい看護師の効率的な復習にも最適です。重要語句は赤文字になっているので、赤シートで穴埋め問題としても使えます。

| 【著者】 雑賀智也 | 【発行】 2019年11月刊 |
|---|---|
| 【定価】 1650円（本体1500円＋税10%） | ISBN 978-4-7980-5691-3 |

**看護の現場ですぐに役立つ**
### カルテの読み書き

看護師が日々の看護を実践するうえで欠かせないもの、それがカルテです。本書は、看護記録に限定されない、多職種が共同で使用する「カルテ」について基礎から電子カルテまで丁寧に解説しました。医者、看護師だけでなく、コメディカルが患者とどのように接してどのような記録をしているかを知り、カルテから読みとることができるようになります。医療安全管理の推進を図ると共に、情報共有、ヒューマンエラーの防止にも役立ちます。

| 【著者】 松井美穂・雑賀智也（編著） | 【発行】 2019年12月刊 |
|---|---|
| 【定価】 1540円（本体1400円＋税10%） | ISBN 978-4-7980-5782-8 |

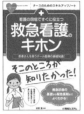
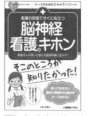
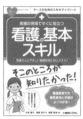
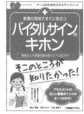
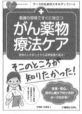
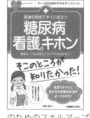
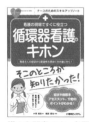
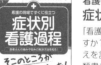

# 看護の現場ですぐに役立つ
## シリーズのご案内

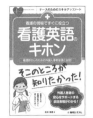

看護の現場ですぐに役立つ
### 看護英語のキホン

病院で外国人と接する機会が増えてきました。「英語をちゃんと喋らないと…」「伝わらなかったら…」「聞き取れなかったら…」という苦手意識を感じている看護師は多いはずです。でも本書があれば大丈夫！　英語が話せなくても、外国人患者との意思疎通がはかれるように、対応のポイントと看護のキホン英会話をレクチャーします。巻末にはシチュエーション別に指差し会話ができる例文、さらに診察申込書や問診票のサンプルも満載しました。

【著者】　松井美穂
【定価】　1650円（本体1500円+税10%）
【発行】　2020年6月刊
ISBN　978-4-7980-5864-1

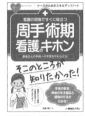

看護の現場ですぐに役立つ
### 周手術期看護のキホン

近年、周手術期医療における入院期間が短縮化しています。そのため、手術に挑む患者がどのような心理状態にあり、どのような不安を抱くのかをじっくり把握する時間も短くなっています。本書は、周手術期医療について「経過が早くて追いつけない」「確認事項や観察項目が多くて緊張する」「ドレーンやチューブ管理が苦手」など不安や悩みを抱えるナースのために、技術と患者心理をわかりやすく解説した入門書です。安心安全な手術療法を支える技術を身に付けましょう。

【著者】　兒嶋章仁
【定価】　1650円（本体1500円+税10%）
【発行】　2020年7月刊
ISBN　978-4-7980-5214-4

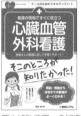

看護の現場ですぐに役立つ
### 心臓血管外科看護

看護師は病院や在宅において、患者と関わる時間が最も長い医療者です。そんな看護師が外科手術を受けた患者のわずかな変化に気づけるなら、患者や家族を救うことになります。本書は、若手看護師のために、心臓血管外科看護の基礎知識を解説したスキルアップノートです。解剖生理の基本だけでなく、人工心肺装置や補助循環への知識、患者へのケア、術後リハビリテーション、在宅リソースの活用など、気づきにつながる幅広い知識が身に付きます。

【著者】　前田浩
【定価】　1650円（本体1500円+税10%）
【発行】　2020年7月刊
ISBN　978-4-7980-5785-9

看護の現場ですぐに役立つ
### 麻酔ケアの基本

良好な周術期管理は、患者さんをより早く日常生活に復帰させる効果があります。看護師は良好な周術期管理のために、麻酔科医が何を考え、何をしているのかを知り、息を合わせる必要があります。本書は、若手の看護師や初期研修医、その他の医療従事者向けに、麻酔の基本から術前術後管理まで、イラストを使ってわかりやすく解説したスキルアップノートです。手術室ナースが知っておきたい麻酔のポイントがわかります！

【著者】　佐々木克之
【定価】　1760円（本体1600円+税10%）
【発行】　2020年7月刊
ISBN　978-4-7980-5965-5

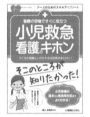

看護の現場ですぐに役立つ
### 小児救急看護のキホン

小児患者は成人患者とはまったく異なり、バイタルサインの正常値や身体機能が年齢（体重）により大きく変わります。本書は、ナースのための小児救急看護の基本から緊急時対応までわかりやすく解説した入門書です。小児患者の年齢による違いを意識的に覚え、そのうえでツールを活用する方法が身に付きます。救急という切迫した状態だけではなく、軽傷の場合や入院中のケアなども含めて必要な援助を見極め、適切な看護ができるようになります。

【著者】　横山奈緒実
【定価】　1760円（本体1600円+税10%）
【発行】　2020年7月刊
ISBN　978-4-7980-5966-2

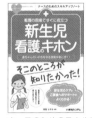

看護の現場ですぐに役立つ
### 新生児看護のキホン

学校で学ぶ知識は成人看護が多くの部分を占めており、新生児看護は非常に狭い分野です。超高齢化社会となり、どうしても高齢者へ目が向きがちですが、新生児看護はおろそかにできません。本書は、新生児を看護するうえで必要な生理学の知識や日常生活援助などを図や写真を交えて、わかりやすく解説した、ナースのためのスキルアップノートです。新生児の観察法や適切なアセスメント、新生児蘇生、そして家族看護のあり方まで身に付きます。

【著者】　菅野さやか
【定価】　1760円（本体1600円+税10%）
【発行】　2020年8月刊
ISBN　978-4-7980-5967-9

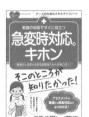

看護の現場ですぐに役立つ
### 急変時対応のキホン

看護の現場では急変時対応が求められるシーンが多々あります。急変時には、慌てず騒がず、状況を俯瞰的に見て、先を読んで対応することが大切です。そのためには、日頃から患者さんの観察を行うことや、急変の際に使用できる機器に慣れることも重要です。本書は、現場で急変時対応にあたるナースのために、基本的な対応から、フィジカルアセスメント、家族への対応まで解説したスキルアップノートです。いざというとき、あなたの力が発揮できるようサポートします。

【著者】　住永有梨・辻本真由美
【定価】　1650円（本体1500円+税10%）
【発行】　2020年8月刊
ISBN　978-4-7980-5968-6

看護の現場ですぐに役立つ
### リハビリ看護の基本

リハビリ看護は、医師、看護師、療法士、ソーシャルワーカー、栄養士、さらにご家族や地域医療も加えた多くの専門家が1つのチームとして協力することで効果が出ます。本書は、看護師向けにリハビリ看護の基礎知識から術後の急性期リハビリ、看護病棟の看護師が行う回復期リハビリまで、イラストを交えてわかりやすく解説した入門書です。多くの医療スタッフが協働するチームワークのコツや、理学療法などの実践スキルも学べます！

【著者】　リハビリテーションチーム医療研究会
【定価】　1650円（本体1500円+税10%）
【発行】　2020年9月刊
ISBN　978-4-7980-5964-8

# 看護の現場ですぐに役立つ シリーズのご案内

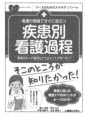

### 看護の現場ですぐに役立つ
## 疾患別看護過程

看護過程は、看護師が使いこなすべきツールです。しかし、看護基礎教育や実習でじっくり学んだ方でも、「看護診断がよくわからない」「アセスメントが難しい」という声をよく聞きます。本書は、忙しい現役看護師、看護学生を対象に、看護過程の考え方のポイントを解説し、臨床で遭遇する機会の多い主要な疾患を持つ患者さんにどのように看護を行うのか、事例を用いて短時間でわかりやすく学べるように解説したスキルアップノートです。

【著者】 横山美樹・西村礼子・伊東美奈子・太田雄馬
【発行】 2020 年 10 月刊 　【定価】 1760 円（本体 1600 円＋税 10%）
ISBN 978-4-7980-5929-7

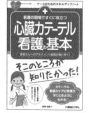

### 看護の現場ですぐに役立つ
## 心臓カテーテル看護の基本

循環器内科における看護の現場では、見たこともない機械や、教科書では習ったこともない心電図に遭遇したりします。あなたは右も左もわからないまま命に関わる現場に投げ出され、モニターのアラームが鳴るたびに怯えるような日々を過ごしているかもしれません。本書は、そんな新人看護師のために、心臓カテーテル看護に絞って、その基礎とケアのポイント解説します。本書を通して的確な情報を収集し、アセスメントする技能を身に付けてください！

【著者】 岩崎純恵
【定価】 1650 円（本体 1500 円＋税 10%）　　【発行】 2020 年 11 月刊
ISBN 978-4-7980-5687-6

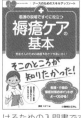

### 看護の現場ですぐに役立つ
## 褥瘡ケアの基本

わが国は急速に高齢化社会を迎え、老人看護・介護が大きな社会問題となっています。医療現場では老人看護・介護のため診療計画書の作成、危険因子の評価、褥瘡のアセスメントなどを行っていますが、これには専門的知識が必要です。本書は、入院患者の健康を保つうえで最も重要な「褥瘡ケア」の基礎を身に付けるための入門書です。現場で実践している技術の裏付けとなる、褥瘡の看護・介護の問題解決と、予防のためのノウハウがわかります。

【著者】 梶西ミチコ
【定価】 1650 円（本体 1500 円＋税 10%）　　【発行】 2020 年 12 月刊
ISBN 978-4-7980-5247-2

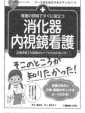

### 看護の現場ですぐに役立つ
## 消化器内視鏡看護

日本における死因の 1 位はがんです。なかでも消化器系のがんは多く、内視鏡検査の需要が高まっています。しかし、内視鏡診療は受検者の負担が大きく、鎮静薬の使用など、患者管理は看護師の重要な役割になります。本書は、消化器内視鏡を中心に、内視鏡の知識や処置の流れ、感染管理、スコープの故障と予防策など介助・看護のポイントを学べるスキルアップ教科書です。初学者の予習復習、経験者のちょっとした確認にも活用いただけます。

【著者】 青木亜由美・河上真紀子
【定価】 1980 円（本体 1800 円＋税 10%）　　【発行】 2021 年 1 月刊
ISBN 978-4-7980-6198-6

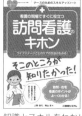

### 看護の現場ですぐに役立つ
## 訪問看護のキホン

訪問看護は病棟看護とは異なる悩みや不安があります。対象者の多くは高齢者ですが、子どもの利用者も増えており、ライフステージに合わせたケアや支援が求められています。本書は、これから訪問看護師になる人やなりたての人を対象に、訪問・在宅看護ケアの基本と、ケアマネジャーなどと連携するために必要な知識とスキルをわかりやすく紹介した入門書です。技術的なケアだけでなく、患者さんの生活の質を高めるツールとしても活用できます。

【著者】 上野佳代・青山泉
【定価】 1650 円（本体 1500 円＋税 10%）　　【発行】 2021 年 3 月刊
ISBN 978-4-7980-5484-1

# 看護師関連書籍 のご案内

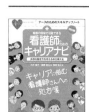

### 看護の現場で活躍できる
## 看護師のためのキャリアナビ

あなたは看護師と聞くと、病院や診療所で働くナースを思い浮かべるのではないでしょうか。しかし、実際の看護職は、訪問看護ステーション、助産所、大学などの教育機関、保健所など、多様な場で活躍しています。本書は、看護師を目指す人やさらにキャリアを広げて活躍したい人のために、看護職の仕事とそのありかたを、様々なステージで活躍する 11 名の看護職種のインタビューと共に案内します。

【著者】 大坪陽子・雑賀智也・荒神裕之（監）　【発行】 2021 年 4 月刊
【定価】 1650 円（本体 1500 円＋税 10%）　　ISBN 978-4-7980-5781-1

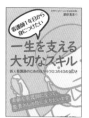

### 看護師1年目から身につけたい
## 一生を支える大切なスキル
#### 新人看護師のための目からウロコの 43 の気づき

素敵な看護師になって患者さんの役に立ちたい！ そう期待に胸を膨らませて看護業界に入った新人にとって、1 年目は知識もなければ勉強する時間もなく、本当に乗り越えられるだろうかと不安になる期間です。本書は、新人看護師が 1 年目を乗り切るための正しい考え方と、効果的な 43 のスキルを紹介した入門書です。効果的な学習法、看護業務の攻略法、患者さんへの接し方など、知っていると明日から使える事柄をまとめました。

【著者】 原田高志
【定価】 1540 円（本体 1400 円＋税 10%）　【発行】 2019 年 12 月刊
ISBN 978-4-7980-5993-8